ペイン・リハビリテーションを生きて

江草典政・三谷直子 著／寄稿… 中谷俊彦

協同医書出版社

意味のない痛みなんか、無い

プロローグ

「痛み」は孤独です。

　目に見えず、場合によっては誰からも理解されません。
　患者さんの多くは、痛いという現象と同時に、この孤独と戦っています。その孤独を受け入れ、理解し、打開するための術を知らず何も出来ずに患者さんを見送ることになってしまったことが、私の痛みの臨床の原点です。

　以前より痛みを知るための知識や方法は格段に増えました。痛みに関する学術書も多く出版されています。多くの研究者や臨床家がそれぞれの領域で行ってきたことが少しずつ実を結んでいることも事実です。しかし、それだけで「痛み」という問題が解決できるかというとまだ、そうではありません。それだけ、痛みは複雑なのです。

　しかし、痛みという現象が学術的に明らかになるまで患者さんは孤独なままなのでしょうか。私は違うと思っています。ただ、「孤独にさせない」といっても優しい言葉でそばに寄りそうだけではリハビリテーションに携わる臨床家として不十分であることもまた明白です。患者さんは得体の知れない現象をどうにかしたいと望んでいます。
　「得体の知れない現象」とここで書いた理由は本書を読んで頂ければ良く分かると思います。

　私たちは痛みについての学術、臨床能力を磨くと共に向き合う人がどのような経験を生きているのかを知ることが必要です。このようなことは生物学的な痛みを改善するという意味においては不要なアプローチかも知れません。しかし、相手がこれからどのような人生を生きるのか、どのような経験を生きるのかということを支援するリハビリテーションにおいては避けて通ることができないことだと思います。

本書はセラピストである「私」と、私の患者さんであった「三谷さん」の2人で執筆しました。

　三谷さんの「経験」と、2人の「対話」、そして私の「学術」という3つのセクションから、患者とセラピストが「痛み」という経験をどのように生きたのかを見つめ直すというのが大きなコンセプトです。なぜこのような形を選んだかというと、痛みは生物学的(生理学的)な現象であると同時に「経験」という大きな総体で捉えることが必要だからです。

　「セラピストのための専門書」でもなく、「患者の体験記」でもない、その隙間を埋めるのが本書の役割だと考えています。リハビリテーションを生きるのは患者さん自身ですが、それを支援する者もまたリハビリテーションを生きていることに違いはありません。

　本書が次の「誰か」のリハビリテーションのヒントとなり、
　1人でも多くの方が快方に向かって下さることを願ってやみません。

　本書の執筆にあたって、協同医書出版社の中村三夫さんには私と三谷さんのリハビリテーションの経験を形にするための多くの助言を頂きました。また、臨床にあたっては麻酔科、整形外科、リハビリテーション部門の多くの医師、スタッフ、関係各位の協力がありました。そして、悩み立ち止まる時にいつも背中を押してくれたのは妻と子どもたちでした。心から感謝しています。ありがとうございました。

　そして最後になりましたが、本書で展開される臨床は、これまでの多くの患者さんとの経験や、患者さんの想いの上で初めて成り立つものです。読者の皆さんには、そのことを胸に本書を読み進めて頂ければ幸いです。

2013年10月25日
江草典政

[目　　次]

プロローグ（江草典政）i

第1部　経　　験

第1章　私の経験したペイン（三谷直子）2
1. CRPS診断　〜助けてください〜　3
2. 私が痛いわけ　〜麻痺しても痛いって、何事?〜　4
3. 脳の中の私の左足を作り直す　〜楽しい!〜　8
4. 告知　〜治るかと思ったのに〜　9
5. もう一度感じなおしてみる　〜何もわかっていなかった〜　12
6. 普通になりたい　〜治るの? 治らないの?〜　15
7. リハビリ終了　〜もはやこれまで〜　18
8. 再増悪　〜やり直したからこそ見えたこと〜　20
9. リハビリ卒業　〜あきらめなかった江草さん、ありがとう〜　23

第2章　[対話]リハビリテーションを振り返って（三谷直子・江草典政）30

第2部　学　　術

第3章　痛みの基礎科学と臨床との接点（江草典政）88
はじめに　89
痛みとは何か　91
痛みの分類　95
痛みの多面性と多層性　96
痛みの恐怖・回避モデル　97
痛みの発生機序と伝達経路　98
　感覚受容器と特殊性の法則…98／皮膚における侵害受容器…99／
　侵害受容器に分布する各種イオンチャネル…100／
　受容器から一次求心性ニューロンへ：痛みを伝える2つの線維…101／
　脊髄後角における痛みの情報伝達…102／
　痛みは脳でどう処理される?：ペイン・マトリックス…105
痛みの可塑性：中枢性感作と末梢性感作　106
　痛覚過敏とアロディニア…106／痛みの感作…107／末梢性感作…107／
　中枢性感作…108
痛みの可塑性：不活動と痛み　109
情報の整合性からみた「痛み」　111
　知覚・運動協応…111／知覚低下と痛み…111／情報の不一致による痛み…112／
　神経障害性疼痛やCRPSにおける脳内の変化…114／触覚識別課題と痛み…115／
　慢性疼痛と情動・思考…116／痛みの再解釈（reappraisal）による鎮痛…117

第4章 | 患者との対話のために (江草典政) 122

患者と話すということ　123
患者と話すために　124
経験を引き出す　124
対話のために必要なカウンセリングの基礎知識　126
　マイクロカウンセリング…127／かかわり行動…128／基本的傾聴の連鎖…128
対話の実践のためのテクニカルスキル　129
　ラポール形成へのプロセス…130／捉え方を変えて気づきを促す…133

第5章 | 臨床を創る (江草典政) 140

はじめに　141
認知神経リハビリテーションにおける痛みの解釈と仮説　142
臨床に必要なキー概念　142
　運動を捉える視点…142／運動と認知過程…143／運動と認知過程の関係…144／
　適切な行為のレシピ…145／運動器のもつ3つの視点…146／
　リハビリテーションと言語…147／経験の言語を共有化するためのメタファー…148／
　メタファーの解釈…149／メタファーの解釈：実例…150
痛みの患者を知るための観察　153
　外部観察と内部観察…153／観察の視点と方法…154／
　どのように知覚・認識するか？…157／どのように注意を使うか？…158／
　どのように記憶を用いるか？…158／どのようにイメージするか？…160／
　どのように言語を用いるか？…161
システムアプローチ　165
　動作・行為の捉え方：システムアプローチ…165／システムアプローチの考え方…166／
　身体における機能システム…169
観察から訓練へ　173
　機能システムの観察から訓練へ…173／
　的確な訓練を計画するために何を考えるべきか…174／訓練の構造…175／
　痛みの認知的側面に対する治療の段階づけ…176／訓練の難易度と報酬系…178
認知課題の実践とアイディア　179
　認知課題の選択と導入…179／患部に触れることなくできる訓練…179／
　下肢に対する認知課題…182／歩行における下肢関節の機能特性…183／
　全体像として歩行を学習する課題…215

第2部「学術」の索引　222

[寄稿] CRPSと向き合う
　～患者を支えるペインクリニックとリハビリテーションのコラボレーション
　　　　　(中谷俊彦)　225

エピローグ (三谷直子) 229

第1部

経験

第1章
私の経験したペイン

…三谷直子

私の病気はCRPS type 1と言います。
少し前までRSD（反射性交感神経性ジストロフィー）と呼ばれていた病です。

1. CRPS診断　～助けてください～

　2008年2月末、階段から足を踏み外して転倒。近くの整形外科で左足関節外側の靭帯不全断裂と診断、装具固定と松葉杖生活が始まりました。
　それから数週間は普通に回復していきましたが、やがて再び痛みが強くなり始めました。腫れも内出血も治まって見た目は「普通の足」なのに、痛みだけが増してゆく…それも、経験したことのない変な痛みなのです。
　痺れるような刺すような、熱いような冷たいような…。
　やがて左膝下が暗紫色になり、むくみとしびれが酷くなり、足裏を剣山で刺されたような痛みを感じるようになりました。再びレントゲンを撮ると素人目にもわかるほど受傷直後より黒く、「これは骨萎縮と言って、ケガの後にまれに起こることがあるんですよ」と言われました。
　主治医の紹介で、大学病院から隔週で来られる整形教授の診察を受けることになり、その時初めて「RSD＝CRPS type 1」という病名と、自分がそれに該当することを告げられました。教授はとても優しく、言葉を選びながら説明してくださいましたが、私は頭が真っ白でほとんど頭に入ってきませんでした。私の乏しい知識では、とにかく難しい痛みの病であること、四肢に拡がることがあること、骨萎縮や関節の拘縮が進み、患肢は廃用化することがあること…いずれも悪い事ばかりだったからです。
　もう歩けないかもしれない。なんでこんなことに…。怪我をした後無理をしなければよかった…。これから子ども4人をどうやって育ててゆこう…。
　漠然と描いていた人生設計が足下から崩れてゆく…それも自分の不注意のせいで…と、やりきれない思いでした。

　確定診断後、ネットでさらにこの病気について調べました。そして、早期であれば交感神経ブロックが効く場合がある事、痛みの治療とととともに理学療法が大切であること、等、わずかな希望が生まれました。
　このころの私のリハビリのイメージは、歯を食いしばって、何度転んでも立ち上がって、どんなに痛くても耐えて動かす、伸ばす、体重をかける、
　というものでした。自分もそうやって廃用化を防ぐしかないのだと思いま

した。
　そして、CRPSに対する内服治療とリハビリ（温冷交替浴と足関節の他動運動）がスタートしました。医師からは「痛みを感じることは避けるように」と言われ、生活ではずっと左脚をかばっているのに、リハビリはどんなに痛くても頑張る。自分でもその矛盾に気づかないぐらい「動かさなければ使えなくなる」という恐怖で頭が一杯でした。

　数週間それで様子を見ましたが症状は変わらず、私も神経ブロックを試してみたいという思いが強くなってきました。その事を整形教授に相談すると、快く3通も紹介状を準備してくださいました。そして「麻酔科」「整形外科」「リハビリテーション部」宛の紹介状を持って大学病院へ転院しました。怪我から約3か月が経っていました。
　当時は痛みのため床に足をつけることもできず、膝下はパンパンにむくみ、靴も履けず、車椅子生活でとても辛かったです。
　その頃の私は、治りたいと思うと治らない現実が辛くなるような気がして、「何とか少しでも楽になるように、進行しないように、助けてください」と、医師にすがるような気持ちでした。

2. 私が痛いわけ　～麻酔しても痛いって、何事?～

　さて、紹介された大学病院受診初日。麻酔科で中谷先生と出逢い、「これは痛いでしょう…辛いでしょう」という言葉に、初めて分かってくれる人に出会えた、と泣きそうになりました。でも、すぐにでも神経ブロックをしてほしかった私は、先生の「CRPSに対する神経ブロックは慎重に時期を見ないといけないんですよ」の言葉に、苛立ったった記憶があります。
　そして整形では可動域をみるために足関節をぐいっと曲げられて撃沈…。
　疲れ切って最後に訪れたのがリハビリテーション部でした。そこで江草さんとの出逢いがあったのです。「はじめまして、お話は伺っていますよ」という笑顔を今でも覚えています。整形教授からのご指名だったようです。
　今までのリハビリの経験から、また痛い思いをするだろう…と覚悟していったのに、江草さんは左足に触れようともせず、お話を聞かせてください、と並んで座られました。その後のリハビリは、私にとっては？？というものばかりでした。

でも、このころのリハの記憶はあまりありません。私はいつも、麻酔科がブロックをしてくれない、急がないと早期じゃなくなる、そんな事ばかり考えていました。
　数週間後、やっと持続硬膜外ブロックのための入院が決まりました。

2008年7月

今日から入院！
「麻酔科から呼び出しで〜す」との看護師さんの明るい声に、
「これからの予定の説明かな‥」と
軽〜い気持ちで車椅子をぶっとばして行ったら、いきなり
先生「はい、じゃあカテーテル入れますね」
私「えっこれからですか?!　心の準備が…」
　‥あとはまな板のコイ、というか海老というか‥(^^;)
背骨の中をどんどんカテーテルが進んでいくのが分かって怖かった〜
でも、足の温度が急上昇！　むくみが見る見るうちに引いてゆく‥！
足に栄養が行ってるよぉ〜♪
先生と2人で手を取り合って大感動!!　でも…
先生「もう痛くないでしょ、立ってみていいよ」
私「は？」
いや、硬膜外ブロック＝麻酔したんだから痛くないでしょ、という
自信満々の麻酔科の若先生の顔と、自分の脚をかわるがわる眺めて
私「…無理です」
ブロックしても「痛み」は消えず。
しかも痛くて動かせないのではなく、そもそも動かし方がわからない。
先生ちょっとがっかりしてた。ごめんね。
そして夜。左太ももをつねってみる。全然痛くない。
でも左膝下はモーレツに痛いまま…。

麻酔しても痛いって何事？

2008年7月

意味不明なリハばっか。
●江草さんが粘土をこねて形を作る。「どんな形ですか？」

目を閉じて……足で触って…分からない…
…そこに粘土がある事は分かるのに輪郭をたどっていっても形にならない
●江草さんが「目を閉じで左脚の形をイメージできますか?」と聞く。
…分からない… 足首より先が、すりガラスの向こうにある…
●江草さんが足首を持って足の位置を変える。
「膝とつま先どちらが先にありますか?」
…分からない… 膝から下が『鉛筆で書いた足の絵を失敗して上からぐちゃぐちゃに塗り潰したような感じ』…自分の姿勢が分からない
●江草さんが同じ大きさのスポンジを両膝下にあてる。
「どんな感じですか?」
…おかしい…右は膝からすねまで、左は膝から足首までの大きさ
…んなアホなっ (―_―)!!
●江草さんが、いろいろな角度から撮った足の写真を見せる。
「右足、それとも左足?」…分からない
…足の写真を頭の中で回転させることが出来ない…

なんで分からない? 痛いせいで頭がおかしくなった?
どーなる?私? 怖いよ…

2008年7月

今日、ペイン処置室から病棟へ戻るとき。
なんとっ!中谷先生が車椅子を押して歩いてくれたぁ…♪
…後ろに先生の気配を感じながら。
思い切って、今まで聞けなかったことを聞いてみた。

「いつかまた歩けるようになりますか?」

中谷先生、しばらく沈黙…そして
「歩けるようになってほしいです、そのために、私も頑張ります」
「でも、歩けるようになります、とも、なりません、とも、言えません」
…うん、そうか。そーだよね…。
先生、ごまかさないでくれてありがとう。…後ろ姿で良かった、よ。

> 2008年7月
>
> 今日のリハはビビったじょ〜！！！
> 同じ堅さのスポンジが2個。手で触ると全く同じ。
> それを、両足の下に一個ずつ入れて踏む‥と、
> 右は普通にふわふわのスポンジとして感じるのに、
> 左は、台所のシンク磨きのざらざら、ごつごつ素材‥と感じる‥！！！
> なんじゃこりゃ…?!
> 江草さん「目を閉じて、右足での感じ方をそのまま頭の中でイメージしてください」
> 私「‥（訳わからないけど、いちおうイメージしてみる）」数十秒‥
> 江草さん「では、そのイメージをそのまま左足に移してください」
> 私「‥（左足でも右足と同じ感じがするように頭の中で想像する）…」
> 江草さん「ではそのイメージを左足にのせて、そのままスポンジを踏んでください」
> 私「…（よく分からないけど予想して踏む）… えっ ＼(◎o◎)／!!」
> 「さっきよりやわらかくて、右足の感覚に近いような気がします！！」
> 江草さん「いいですね〜」
> なんか不思議。催眠術の一種〜??

　神経の病気なのだから神経ブロックをすれば痛みは消える、と思っていたのに消えなかった…。そして、リハで経験する「何かが変な感じ」
　入院して数週間の間にそれらの出来事が一つの意味を持ってつながってきて、私の痛みの理由が少しかった気がしました。今まで足が悪いから足が痛むと思っていたけれどどうもそれだけじゃない、何か脳が間違えてる？という実感です。
　麻酔科回診の時「これは足の問題ではなく頭の問題なんだとわかりました」と何気なく言った時から、中谷先生をはじめとする麻酔科の先生方が時々リハを見学してくださるようになりました。温かく見守られている感じがしてとても嬉しかったです。
　そして、痛みの意味を自分なりに見つけられたからなのか、飲み込みがちだった「痛い」という言葉を安心して言えるようになっていきました。

3. 脳の中の私の左足を作り直す 〜楽しい!〜

　それから様々な方法で課題を進めていくにしたがって、神経ブロックでも消えなかった痛みが軽くなっていき、いわゆる「筋トレ・可動域訓練」的なことは全くしなかったのに、足に荷重できるようになっていきました。
　そして、複数の医師から「もう歩けないかもしれない」と言われていたのにもかかわらず、ほんの少し歩けたのです。

2008年9月

片松葉杖で歩く練習をしていた時、
江草さん、突然杖をとりあげて、
2〜3ｍ先の「椅子まで行けますよ」って
隣にぴったりついて、にっこり
私「え‥?!」
江草さん「だいじょうぶですよ」
私　（おそるおそる、1歩、1歩、踏み出す。すっごい違和感。）
　　「できた‥!」
…思わず涙‥‥江草さんも涙‥

　それまでは、頭の中で自分が歩くことイメージすることもできなかったのに、「波打ち際を歩いていた自分の足の記憶」を手掛かりに「歩くイメージ」が出来るようになって間もなく実際にも歩けるようになり、とても不思議でした。
　ちょうどその頃、私が受けているリハビリは「認知神経リハビリテーション」と呼ばれる方法だと江草さんから教わりました。一言でいうと「脳の中の身体にアプローチする方法」だそうです。なるほどと思いました。中谷先生から「CRPSは何らかの形で脳が関与している病気だという事が分かってきた」と聞いていたからです。

　このリハビリをすると、頭がとても疲れます。ちょうど集中して勉強した後、ふっと力を抜いた時のような疲れと同じような感じがします。目の奥、頭のてっぺんのちょっと前あたりがとても疲れます。目を閉じて身体をいろ

いろと感じた後、目を開けると、頭がふらふらすることもあります。
　でも、同じ病気の方が「普通のリハビリ」を受けた後、リバウンドのような激痛に苦しむ…という話をよく聞くのに対し、このリハビリで痛みが増すことは全くありません。これも、脳のことを考えると何となくわかるような気がします。例えば、目を閉じて江草さんに足をほんの３cmほど動かされても、私の頭の中では20cm位動かされたような感じがしていました。可動域ぎりぎりまで関節を動かされたら、脳の中の足は人間ではありえないほど曲がっていたはずです…それでは痛みが増して当然だと…。

　二人三脚でリハビリを進めていく過程はとても楽しくもあり、毎回いろいろな発見の連続でした。自分では「どこが分からないのかわからない」のに、江草さんに「床からの力はどこで感じましたか？」などと聞かれて、目を閉じ、自分の身体をあらためて感じなおすと、「あ、そうか」といろいろなことが分かってきます。絶妙な質問をされる江草さんにいつも感心していました。
　毎回リハに行く度に何か発見があり、課題をひとつクリアする度に痛みが改善し、出来ることが目に見えて増えていったこの時期は、痛みはあるけれど、とても楽しく充実した日々でした。

4. 告知　〜治るかと思ったのに〜

　床に足を着けることもできなかった状態から、どんどん良くなって、杖なしで数十ｍ歩けるようになった頃。不思議なことに、このころから足の筋肉がどんどん痩せていきました。もう目を閉じてもちゃんと自分の左脚はあるし、何かに触れた時の感じは右足と同じ。でも、運動量が増えるたびに調子が悪くなる。
　焦った私は、あとは筋力の問題だと思うようになったのです。不調時に外来で中谷先生に数回行っていただいた大腰筋筋溝ブロックが、今度は痛みに劇的に効いたということもあって「もう脳のエラーは修正されてるはず。もう一回ブロックして、神経破壊でも何でもして、筋トレしたら治るかも」という思いが湧いてきました。
　そして、周囲を説き伏せて、２度目の神経ブロック入院が決まりました。

2009年1月

7月とおんなじブロックだけど、今後は痛みに効いてるよぉ～♪
運動直後の「ぽちっとブロック」で足の冷たさは和らぎ、痛みは来ない。
これはいい‥(^^)v♪
杖なしで20分散歩、スクワット ゴムチューブの筋トレ‥
で、しんどくなったら「ボタンをぽちっ」
江草さんも、「せっかくの機会だから、がっつり歩きましょう」だって。
でも、限界が…。
階段を6階まで上がった時、ぽちっとしても激痛‥(T_T)
そして、気が付いた…
左右の足、同じように力を入れているつもりなのに、
注意して触ってみると、左足は全く違う筋肉の使い方をしている‥
硬くなるところ、へこむところ、などが全然違う
そして、外からの力の感じ方が違う。
たとえば、ベッドの上で足を投げ出して座ったとき。
足に力を入れてマットレスを押すと、
右足はマットを押す力↓↓↓を感じるのに、
左足はマットから押されている力↑↑↑を感じる。
やっぱりなんか変‥(T_T)

ただやみくもに、力任せに筋肉を使っても うまくいかない‥という実感。
上手く表現できないけど、足の使い方、力の感じ方が分からない
ブロックして循環が良くなって、筋トレすれば治るかも‥という
淡い期待が打ち砕かれちゃった
でも、それに気づいたのが成果かも。

2009年1月

1週間持続硬膜外ブロックを試して、様子を見てから
腰部交感神経節ブロック(高周波熱凝固)をするかどうか決める 予定の日
さあ、どうなるか‥ ドキドキ…
でも、結論から言うと、腰部交感神経節ブロックは見送り。
このまま持続硬膜外ブロックを後一週間続けて、退院‥ということに。

中谷先生「脳との兼ね合いです。脳が指令を出した時に、神経破壊で経路が遮断されている状態が数か月続く‥という事は今の三谷さんにとって良くないと考えます。」
「その点、今の方法や外来で行うブロックは一時的な遮断で、その時の足の状態に合わせてコントロールできますから、大丈夫です」
私　‥(しばらく考えて)「納得できました」
疑問や意見があれば必ず言う私。でもホント、心から納得。
入院中に、ただブロックして筋トレしても限界があると実感してたから。
私「…ところで、この病院で、この病気で治った人いますか?」
中谷先生「‥いません」「全国的に見ても、程度の差はあるけれども、治るという事はない病気と考えた方がいいでしょう」
私「‥わかりました。気持ちを切り替えないといけないですね。」
「ありがとうございました‥」
しょぼん‥‥として部屋に帰りました。
しばらくしたら、なぜか涙が‥
ちょうどその時、若先生が部屋に来られました
「あのまま気持ちが収まるとは思わなかったんですよ」って優しい微笑み。
さっきの説明中は静かにメモをとっておられるだけだったのに‥
「気持ちは、ゆっくり切り替わると思うから、無理しないでくださいね。
実は僕も病でいろいろなものを諦めたことがあります。
だから、今の三谷さんの気持ち、分かります」
そう言ってくれた若先生の目に涙が滲んでいたのを私は一生忘れません…
ありがとう

2009年1月末

　身障者手帳を申請したいとリハビリ主治医に申し出たら、
あっさりOKだった。
治るかもと思っていたなんて、ばかみたい。

…あきらめることと、受けいれることの、違いは、何なのかな。

診断された時に、この病は治るものではないと、分かったつもりでいました。でも、思いがけずどんどん良くなっていったので、ひょっとしたらひょっとするかも、と賭けに挑んだ気持ちだったのに、ダメでした。

でもこの事があったからこそ、その後無心になれたのだと思います。

5. もう一度感じなおしてみる　〜何もわかっていなかった〜

頭を冷やして、もう一度足を感じなおしてみると、私はまだ何もわかっていなかったことが分かりました。目を閉じると水平も垂直も分からない。足に体重がのっていることは分かるけど、体重の移動が分からない。

一見、出来るようになった動きでも、細かく見ると左右で全然違う使い方をしていたり、足首の動きを使って力を感じることが出来なかったり…という状態でした。(同じ力が加わっても、左にかかる力を大きいと感じてしまうのです)

そして、視覚と身体の感じが一致しないような不思議な感覚があり、左足をしょっちゅう何かにぶつけてしまっていました。

目を閉じると左半身全体が小さい気がしてショックを受けたのもこの頃です。でも、足裏の重心を左右そろえられるようになると、自分の背中の真ん中が分かるようになり、とてもびっくりしました。

そんなある日…江草さんから「左足の気持ち」を問われました。

2009年5月

今日は足の調子も良く、立位で、足底からの力を感じる課題を中心に‥
かかとまでの感覚は左右そろって、
皮膚の角質も復活して、いい感じなんだけど、
土踏まずと足指の間にある厚い部分が、
右足はしっかり弾力があって、床からの力をとらえられるのに、
左足はへな〜というかぺちゃ〜というか‥
床に吸いつけられちゃってる感覚で頼りない‥
右と同じように感じようと思うと体が左前に傾いちゃう‥
あと、かかとをつけて、足指をシーソーみたいなのに乗せて、
反対側の重さを考える課題が、まだ全然出来ない‥

> どうやっても左が重いと感じてしまう‥
> でも、かかとを上げて足首を動かさずにすると正解出来るという事が判明
>   ‥不思議です‥
>   で、なんのかんので いろいろしゃべりながら課題を進めてたんだけど、
>   もうすぐ終わり、って時に、江草さんに、何気に
>
> 「三谷さんの左足の気持ちってどんなでしょうね」
> って問いかけられて。
>
> 「‥は?!」
> 考えたことなかったなぁ‥
> 私にとっての左足は「困った奴」「頼りない奴」「切り落としたい奴」
> ‥って、いいイメージ全くない‥っていうか、悪いイメージばっかり
> ごめんよ左足くん‥ 悪かったなあ‥
> 君も一生懸命頑張ってくれてるんだよね。
> なんか、はっとした一言でした。

　私は、問われて初めて「この足は自分だった」と気づいたのです。
　変な表現ですが「体にくっついているこの足のせいでこんな人生に」と、いつの間にか自分と左脚を分けて考えていたことに、この時気づきました。
　この問いをきっかけに、自分の中で何かが変わった気がしています。
　その後、痛みは波があるものの内服でのコントロール範囲内に収まるようになり、家の中では杖なしで過ごせ、長時間の外出もロフスト両杖で支障なくできるまでに回復、少し小走りもできるようになっていきました。

> 2009年11月
>
> 最近、足指の下に小さなものを入れる時、
> 右足は「ひょい」っと軽く指を上げられるのに、
> 左足はそれが出来ないことが判明‥
> 力を入れて思いっきり足指を反らせることはできるのに
> 「軽く、ちょっと」持ち上げることが出来ないのです。 そこで…
> 江草さん「足指が地面から離れる時、一番先に動き始めるのは、足指の

どの部分ですか?」
　‥なんて地味な質問‥(^_^;)
だって、足の親指の話だよ。動きはめちゃめちゃ小さい‥
それでも私、一生懸命考えました‥
私「右は指の付け根が下にさがる感じが最初なのに
左は指の腹が持ち上がる感じが先です」
江草さん「いや～仮説がびしっと合うと嬉しいですね～」
‥わけわかんないけど、めっちゃ嬉しそう(笑)　‥その後解説。
テーブルに肘から掌をピタッとつけて「これを足とします」
「手首から先が足指、手首は足指の付け根、肘は足の甲の関節です」
　指先を上げる時
　右は‥手首を下前に押し出す動き
　左は‥招き猫のように、手が丸まって肘から持ち上げてる動き
‥ここで私も理解。そっかあ‥!
だから左足の親指の付け根が　足の甲の真ん中にあるように感じてたんだ
歩く時に足の指が反るたびに足の甲から反りかえっていると脳が処理して
たら‥しんどくなって当然‥
　‥というわけで、
左足の親指の付け根が　ちゃんと感じられるように、課題設定。
足指を反らせる時の、付け根は↓↓の力、指そのものは↑↑の力を
しっかり右足で認識。
それを何度も頭の中で再生して、左に持っていくのです‥
必死です‥じーっと目を閉じてるだけなんだけど　汗が出そう‥
なかなか上手くいかなくて何度もチャレンジ。
江草さん「難しくてあたりまえです」って優しく応援してくれます
そして‥「出来たかも」‥と思った時。
　‥今まで逆ミトンのように他の足指と同化して感じてた親指が
ちゃんと独立して感じられて
足の余分な力がスーッと抜けて、ポカポカしてきました♪♪
今までも経験あるけど、
課題が上手くいった時、足の緊張と冷感がとれるのです
　‥摩訶不思議です‥
そんなこんなで約45分。今回もかなり地味〜なリハビリでした。
あと少し時間があったけど

「新しい事をすると、すぐ脳が忘れるから」と おしゃべりの時間に‥
‥で、リラックスしていたら…
江草さん「では最後にもう一回」
私「え〜っ 疲れる〜(^_^;)」
‥他の人が見たら「足の親指ちょこちょこ動かして何が疲れるねんっ!」
‥とツッコミいれたくなるだろうなぁ‥(笑)

6. 普通になりたい 〜治るの?治らないの?〜

足の下からの圧、かかとの角度、親指から小指にかけての横の角度…
　色々なことが分かるにつれて、歩ける距離も少しずつ伸びてゆき、行きつ戻りつしながらも、杖は卒業、一旦取得した身障者手帳も再認定時に返納することが出来ました。でもこうなると、また欲が出てくるものです。
　「普通の生活が出来るようになりたい」という願いが生まれました。

2010年春

リハ後「リハビリ計画書」を江草さんと相談しながら記入していきました。
江草さんが「ここは?」と指さした場所。
それは「本人の希望」欄。‥しばし考える私‥

「あの‥本音を言えば‥元通りになりたいです」

よく考えると、江草さんの前で「元通りになりたい」と はっきり口にしたのは初めてかもしれないです。
　「この病院に来た時、最初の願いは『歩けるようになりたい』でした。おかげさまでそれは、十分達成できました」
　「ここまで来たのだから、もう充分じゃないかと思う気持ちもあるんです」
　「それに、完全元通りを願うのは、かえってしんどい事になっちゃうんじゃないかとも思うし‥」
　「でも、心のどこかで、元通りになりたい気持ちは捨てきれないです」
　‥ 江草さん、うなずきながら聞いて下さいます‥

そして「僕の気持ちも、多分、三谷さんと一緒です」と。
「自信を持って元通りになれますよと言う事は出来ない。
でも少なくとも、僕が いっぱいいっぱいになって、もうこれ以上打つ手がない‥という事は、まだ無い。
少なくとも、まだまだ、今よりは良い状態が狙えるとは思うけれど‥
元通りにしてあげたいという気持ちはいっぱいあるけれど‥」と。
そして、「書いちゃいました」とにっこり
見ると「本人の希望」欄に「元通りになりたい」と書いてあります
江草さんの気持ちを聞いて‥じーん‥
元通りにならなくてもいいやと思えました。
なんだか逆説的だけれど、
同じように、元通りになりたいと願ってくれている人が
一緒にがんばってくれている。
痛みも機能障害も「こんなものだから」と切り捨てずにいてくれる。
それだけで、十分。

2010年11月

痛くても、やりたい。
痛いのに負荷をかけ続けるとどうなるかは、頭では良く分かってるけど
気持ちだけ、前に前に行っちゃって ‥
結果。
夕食後にふと足を見ると、真っ赤っ赤、で、パンパン
まるで発症直後みたいな赤ちゃんの足。
立ちあがると、剣山あり。ついに来たかぁ…
ここ数週間、無謀とも言える、脚に負荷をかけるチャレンジを続けてきて。
でも、許容量はここまで、みたいなのを突き付けられたような
泣けてくる感じ。
カメラを取り出して 腫れた足に向けて何枚も何枚もシャッターを切った。
レンズを通して、必死に現実を見ようとしていたのかも。

2010年12月

昨日は久々の麻酔科受診
前回（一ヵ月半前）好調につき減薬になったのだけれど

その後の不調続きで、今までのお薬のストックを全部飲みきってしまって
ホントは一週間前倒しに予約変更したかったのです。
でも、病院に電話したら
「中谷先生は一週間出張で代診の先生ですが」…(>_<)！
‥中谷先生でなければココロの痛みは取れないと思われたので
一週間、最低限の薬で耐えたのでした‥あーしんどかった‥
‥だから、私にしては珍しく待ちに待った診察日。
「三谷さーん、どうぞ」と、先生自らドアを開けて呼んでくれます。
　診察室に入ってすぐ「不調らしいね‥大丈夫?」と聞いて下さいました。
‥なぜ知ってるの？　リハカルテからの情報かな。
　そして先生の顔を見て「はい」と言ったとたん、じゅわ〜っと涙が…(T_T)
‥うーん、恥ずかしいぞ‥
まるで‥
お迎えに来たお母さんの顔を見たとたんに泣きだす、保育園児のよう‥
張り詰めていた気持ちがゆるんじゃったのかな。
ぽつぽつと、お話ししました。
「ここまで良くなったのだから痛みさえ我慢すれば健康な人と同じように
何でも出来るんじゃないかと思った」
「だから、意地になって『普通のこと』をがんばった」
「でも、ある日限界がきて初期そっくりの症状が出てダウンしてしまった」
‥「悔しいです」
黙ってうなずきながら聞いてくれた先生、
「いいんですよ。病を持つ人、誰もが抱く気持ち、通る道だと思いますよ」
それから‥沈黙。
でも、心地よい沈黙でした。あったかい感じ。‥
私も、なんだか落ち着いて。
その後いつも通り‥痛みの強さや足の感じ‥お薬の服用状況‥など、報告。
そして「あ、そういえば」と両手を差し出して先生に触れてもらいました。
左手が冷たい事、報告しようと思ったんです。
でも、不思議な事に、さっきまで冷たかった左手が温まり始めてる。
先生は「う〜ん?」という感じで両手をぎゅっと握って、
温かさを感じとろうとしてくれる‥
きゃー♪♪♪
そういえば、いつも触れられるのは脚ばかりで手を握られたのは初めて。

> ↑勝手に舞い上がるおばさん(笑)
> 家でも、眠った後や食事の後などリラックスモードの時は温かい左手。
> 先生の顔見てホッとしたから温まってきたのかな。
> 左半身の冷えについては
> 「注意して診て行くけどあまり心配しないように」って。うん。
> ‥その後、私が「事務職だったら仕事大丈夫ですよね」って聞いたら
> 「何が大丈夫とは言い切れないけれど、無理のない範囲からチャレンジしてみるのもいいですね」と。
> それから、いつものように、お馬鹿な冗談で笑わせてくれました〜
>
> 最後に、すこし真面目な顔で
> 「一流の建築家さんはね‥建物を見ると、まず、火事になった時の事を考えるそうです。扉の大きさ、動線‥どんなに美しい作りでも、それらがダメだと建築物としては不良品だと」
> …何かを伝えたそうな真摯な眼差しにドキッ。
> その場は「なるほど、そうですね」と答えた私。
> でも、家に帰った後も、先生が何を伝えたかったのか
> 分かりそうで分からない感じでぼーっと考え続けています。
> …昨日午後から無理せずお薬を増量して。意地張らずに休憩して。
> ココロも体も、落ち着いて‥今日は朝から布団干し。
> 久々に気持ちがいいです。

　患者としては、そもそもこの病気は治るのか治らないのか、治らないのなら限界はいつぐらいに分かるのか、これからの人生もあるしハッキリさせてほしいという気持ちはありました。でも、この頃の江草さんと中谷先生の言葉から、グレーゾーンで踏ん張る勇気をいただいた気がしています。
　治るのかどうか、という事よりも、今出来ることを…と。

7. リハビリ終了　〜もはやこれまで〜

　私の周囲の人は、「車椅子だった時期が一番辛そうだった」と言います。
　確かに痛みや運動障害が強かったという点では、その通りです。

第1章●私の経験したペイン | 19

　でも、私にとって心が一番辛かった時期は、再就職もして、一見何の支障もなく歩けるようになってからでした。リハ室に足を運ぶ時も、車椅子や杖を使っていれば「堂々と」行けるのに。急性期病院で重症患者さんが多いリハ室の中で、歩ける自分が何年にもわたって通い続けているのが、何だか申し訳ないような気がしてきました。「あなたどこが悪いの？」という視線が痛かったです。
　周囲の人から見て普通であることと、自分の中では「元通りではない」こととのギャップ、とでもいうのでしょうか…。
　例を挙げると次のような感じです。

- 階段を降りる時に一足ずつ足を下ろせない…足の下ろし方が分からない
- 靴紐を結ぼうとした時や、床に落ちたものを拾う時、どうやってしゃがんでいいかわからない…
- 砂浜や、でこぼこ道、不安定な地盤、下り坂を歩くのが苦手
- とっさに走れない…どうしても競歩になってしまう…
- 目を閉じたとき。左足指の付け根の存在感だけが消えたまま復活しない
- 無理をすると冷感と強い痛みと共に左下肢が固まってしまう感じがする

　こんな症状がなかなか消えず、一進一退。そして、リハの課題を進めることが、すぐに目に見える改善につながらない時期でもありました。
　例えば足指の下に置かれた物の厚さが分からない…という課題を見つけて、その課題をクリアしても、それが先ほど書いたような「出来ない動き」の改善には結びつかないのです。「もはやこれまで」と思いました。
　これ以上良くなりたいと思えば思うほどつらくなる、と、何とか元通りに治そうとしてくれる江草さんの気持ちさえも重荷に感じられるようになりました。
　リハ開始から3年以上が過ぎ、江草さんが育児休暇に入られる節目にリハ終了ということが決まった時、「ついに元通りにはならなかった」という残念な気持ちとともに、心のどこかでほっとしたのを覚えています。
　江草さんにも「今までありがとう。もう歩けないかもと言われていた自分がここまで回復できたのだから、これで十分。あとは自分の力で生きていってみせるよ」と。そんな気持ちでいたような気がします。

8. 再増悪　〜やり直したからこそ見えたこと〜

　リハビリ終了となってから約5か月。痛みや不自由はあるものの日常生活は普通にこなせ、再就職先での仕事も軌道に乗り始め、充実していたある日。布団の下にあるあんかを踏んで左足首を捻ってしまいました。

　普通の人なら「いたたた…」で済みそうな事なのに、あっという間に杖なしでは歩けなくなってしまいました。

> 2012年2月
>
> 押入れの奥から杖を引っ張り出した。
> なんだか泣けてきて仕方がない…
> ここ数日、湿布を張ったり歩幅を狭くしてゆっくり歩いたりして、
> しのいできたけど、どーしようもない‥
> CRPS患者さんならわかると思うけど、
> CRPSの痛みは、怪我の痛みとは質が違うので
> 急激に増してくる、この痛みは
> 怪我の痛みではないと、はっきり分かります
> しびれるような熱いような冷たいような刺すような。
> 背筋がぞくっとするような
> 膝かっくんをされたような、力の入らない感じも。

　そして、中谷先生に「CRPS増悪につきリハ再開を」と、リハ部に紹介されてしまいました。「されてしまいました」というのは、私にとってリハ再開は不本意な事だったからです。

　これからは自分の力でコントロールできると思っていたのに…。長い時間をかけて丁寧に積み上げたものが、あっという間に崩れてしまったような無力感に包まれて、どうしようもなく辛かったです。

　不本意ながら開始されたリハビリほど、治療者・患者にとって辛いものは無いのかもしれません。

　「どんなに頑張ったってどうせ治らない…」という投げやりな気持ちでいる私には、励ましてくれる江草さんの言葉も「ウザい」としか感じられませんでした。大人なので口には出しませんが…。

きっと「励まされる」たびに、後ろ向きの自分が責められているように感じてしまっていたのだと思います。
　そんな時、救いになったのは…希望とか頑張るとか前向きとか、そういう事は考えなくて済む、ペインクリニック…癒し、の存在でした。

> 2012年春
>
> このまえの受診時。中谷先生との会話から…
> 「ある患者さんがね、他の患者さんへ
> 「〇〇（先生）はダメだ」と愚痴っていたらしくってね〜
> でもね、それでいいんですよ。僕はダメ医者ですからね〜あはは
> 医者を相手に憂さを晴らしてくれる患者さんには、ほっとするんです
> 三谷さんは、全部自分で抱え込んじゃうからね。しんどいでしょう
> でもね、病気が良くなるかどうか、っていうのは
> 特に痛みの病気ではね、誰のせいでもないんですよ
> ま、医者のせいです。僕が至らなくてねえ〜いやあ〜」
> （と、ぽりぽりと頭をかくしぐさ）
> 　…うるっとしました
>
> 私がCRPS発症したのは階段から落ちたことがきっかけ。100％自分のせい。
> そしてドクターショッピングで苦労したこともなければ
> 医療者の心無い言葉に傷ついたこともない。
> 大好きなチームに支えられて、治療経過もかなり良い。
> 家族も私の病に対して温かい。
> …反面。
> 　この病気に関して　恨む・憎む・不満を持つべき対象が何もなく。
> 自分の至らなさにしかマイナスの感情を持っていきようがないってのは
> けっこう辛いことでもあるんだよなあ‥
> 中谷先生は、そんな私の辛さを察してくれてる。感じてくれてる。
> 私の心に土足で入ることなく自分をダシにおどけながら、
> 私の心をほぐしてくれました。　　ほっこり…(#^.^#)

　4年間、希望とあきらめの間を行ったり来たりして、疲れ切っていたのかもしれません。リハ室に行くと「良くなりたいと思わなきゃいけなくなる」

気がして、足取りは重かったです。
　でも「もうしんどい、あきらめたい」という投げやりな気持ちながらも、黙々と課題をこなしているうちに、気づいたことがありました。一度つながった脳の回路は復旧しやすいのか、また１から…左足でスポンジの硬さを感じ取るところから…スタートしたのに、明らかに最初の時よりも回復が早いのです。最初は３年以上かかった道のりまで、約２か月で戻ることが出来ました。
　そして、江草さんとリハ主治医の「もう少し良い状態まで持っていけるかもしれないからこのまま継続してみましょう」という言葉に、素直にうなずくことが出来る自分がいました。

　思いもよらず「復習」的に同じ課題を繰り返すうちに、自分なりの答えが見つかったからなのかもしれません。それは、「『感覚』は単純だけれど『運動』は一つの要素だけでは成り立たない」という実感です。
　例えば、私の苦手な「足先から着地する動き」は、足指の存在感＋足先が地につく瞬間の触覚＋地面の硬さ傾きの理解＋足先に体重が乗ってくる感覚＋体の他の部分に体重が移動する感覚＋かかと側の地面の触覚＋次に踏み出す足のための距離感＋その動きを支えるだけの筋力＋…と、とにかく、多くの要素が組み合わさって初めて完成する「一連の流れ」だということ。感覚の改善はスムーズなのに、運動の改善に時間がかかるのは、一つの動きにかかわる要素が多いためだと、初めて分かった気がしたのです。
　それからは、リハの課題をクリアすることが直接動きの改善に結びつかなくても「この成果がいつか何かに繋がるはず」と焦らずに思えるようになりました。

2012年春

足指を握ろうとするとどうしてもぷるぷると震えてしまう。
サーモグラフィーでも現れてたけど
「足先の存在感」が今でもはっきりせず、痛みのトリガーなのです‥
そんな私への「足の裏こちょこちょリハ」の手順は‥
①ベッドを起こして、背もたれにもたれて足を投げ出した姿勢で座る。
　　足首から先はベッドの先に出す
②足をじっと見て、その景色を脳裏に焼き付ける。

その時自分の体から足までの距離感とかも意識して感じる。
③目を閉じて、頭の中で「足入りの景色」を思い出す。
④江草さんが筆を手に持って「では塗り始めます」と言う。
　　あ、ちなみに筆には絵の具はついていません(笑)
⑤筆で、足を丁寧に塗りつぶしてくれるので
　　その触覚（くすぐったい）と頭の中の足の映像をリンクさせてゆく。
…書くとめんどくさいね
一言でいうと「目を閉じて、足の映像を思い浮かべながら、今は筆で足のどこを塗られているかを考える」ってとこかな
初めは、「筆が触れている場所」だけに集中。
分かるようになったら「足の凹凸」を考えながら、同じことをする。
そして江草さんはいつも「足指の付け根のライン」を塗り残して最後に塗るので、最後に横一直線に塗られたラインを頭にしっかりインプット。
そして、その線を中心に巻きずしをまくようなイメージをつくってから足指を曲げる。
…たかだか、足の指を曲げる（力いっぱいではなく、軽く曲げる）
その動作をつくるためだけにこれだけの前置きがいるのです(笑)
でも、みるみるうちに、足指が出来てきた〜！！

9. リハビリ卒業　〜あきらめなかった江草さん、ありがとう〜

2012年5月

前回のリハで。
去年のリハ終了時点で、どうしても越えられなかった壁について。
せっかくリハ再開できたのだからもう一度壁にチャレンジしましょう、
というお話をしました。
中腰での作業、不整地歩行、重いものを持って長時間歩くこと、階段下り
江草さん、これらが苦手な原因を　一生懸命、探してくれました。
　（とりあえず出来るけど、なにかぎこちない気がする、あとから強い痛みが来る動き、です）

「何かが足りないはずなんです」と一生懸命チェックしてくれます

そして、急に「！！！」という感じで紙とペンを持ってきて
腰から下をひらがなの「く」の形で簡略化して書いてくれて
「この姿勢のとき、体重はどこで受け止めていると思いますか？」と聞かれました。
膝が延びていたり、腰の前に足だったり、腰の後ろに足だったり
かかとが上がっていたり、つま先が上がっていたり
いろんなバージョンがあったけど、私の答えはいつも
「つま先（で、体重を支えている）」「かかとの方」「足の裏全体」
…この3通りしかない。
江草さんが「足だけでなく、このへん（太もも〜ふくらはぎ）の感覚は？」
と聞いてくれたけど、私、いまいち、ピンとこず。
実際に立って、右脚に体重をかけて いろんな姿勢になってみる。
と、あ、そうか！
腰が足より前のときはふくらはぎに力がかかるし
反対のときは太ももが頑張る感じ。
足の裏だけじゃなくって、いろんなところの筋肉で体重を受け止めて
最終的に足裏で処理してるんだな、と感じとって、
左脚でやってみると…分からない。
今体重がかかっているのが、つま先側か、かかと側か、しか分からない。
確かに、かかとで着地して体重がだんだん前に移って
つま先で踏み切る、という足の裏にかかる力は分かるけど
その間、足首から股関節の間でどんな感じで力が移動しているのか
感じ取れない
あっという間に不快感が来て足が紫に…（―＿―）！！
すぐ、いったん中止して、休憩してから
今度は自分がやるのではなく
江草さんが、いろいろとポーズをとってくれるのを見て
その時に、どこに体重がかかっているのか
自分の体でイメージする、という課題に切り替えました

右足は、出来ます、はいっ　(^^)v
江草さんのポーズをした時、自分の体がどんな感じになるのか
すぐイメージできる。
左足は…できません、はいっ　(^^)v（やけくそ）

映像として、理解はできるけど
自分が同じ姿勢を取った時、どーなるか 全くわからない。
イメージしようと頑張ってるだけなのに左足が痛くなってきます。
久々のショーゲキでした
　でも、ショーゲキ（自分の足りないとこに気づく）の後には、だいたい進歩が待っているので「犯人みーつけたっ」的な嬉しさも少々、です。
で、宿題です。
でたああっ!! 大っきらいな、おじさんの歩行連続写真シリーズ(笑)
なんとか写真を並べて 自分の運動イメージを重ねることは出来るようになってきてるけど、相変わらず、苦手な課題です
そういえば、私、これ。写真の足元を隠されると全くできないんだった…。
足裏の感覚に注意しながら運動を作ることはできても
足裏以外からの感覚が感じ取れてないから、だったのかな。
ともかく、この写真を眺めながら
右足だけでいいので、足裏以外の体重の動きを自分の体でイメージする。
「間違っても、ムキになって左でやろうとしないでくださいね
　無理に感じ取ろうとすると撃沈しますからね
　　今までもムキになって失敗したでしょ」
…と江草さんにしっかりくぎを刺されちゃいました　あはは　(^_^;)

2012年6月

「太ももに外からかかる力が 正しく感じられるようになった」段階で
　ようやく、「自分で足を動かす時の太ももの筋収縮を感じる」という課題へと進みました。
座った姿勢で、江草さんがひざ下を軽く押します。
私は、ひざを伸ばして、押し返します。
その時に、太ももにどんな力がかかるか、感じ取る、というもの。
右は、徐々に力が入って筋肉が固くなってゆく感じが よく感じ取れます
左は… 力を出してることは分かるんだけど「変化」が全く感じ取れません
ふう。
始めは、いつもどおり、
　「右の感覚を左に移す」ように頑張ってみたけど どうもうまくゆかず。

そこで、今までにない江草さんの声掛け。
「右と同じように感じるために どう動かしたらよいか考えながら
左を動かしてみてください」
私、よく分からないながらも数回やってみると…
　　わかったあああ〜!!!!!←心の叫び
左は、押されている力を感じる前に押し返してる。
軽く押されたとき、反射的に、力を入れて押し返してる。
先回りして力を入れてる感じ。
右と同じように感じるためには
　　…（やってみる）
反射的に力みたくなるのをがまんしてがまんして、自然に力を感じるのだ。
自分にかかる力を感じることが出来たら、
自分が出している力も感じることができる。
　　…わかったあああ〜!!!!
今まで、しゃがんだりとか 階段を降りたりする動作が苦手なのは
足首の問題（足先の感覚）と思ってたけど それだけじゃなかった。
どちらも、
ひざが曲がるにつれて 太ももにかかる力が変化するのを感じ取って
それに合わせて力を出さなきゃいけない動き。
階段登りは いきなり、めいっぱい力をだしても、出来る動きだから
違和感がなかったんだ！。
　　…というすごい地味なところで感動してすいません
とにかく、太ももにかかる力が感じられるようになったことが嬉しくて。
家に帰っても中腰になっては
「あ、わかる。わかる♪」と変なおかあちゃんしてます。
左が異常にしんどくて、ぷるぷるするけど
本来の筋力（左大腿が細いです）を考えると、正しい感覚のはず。
「痛い」「不快」じゃなく、
「しんどい」「だるい」と感じられることが 嬉しいのです
　　ヘレン・ケラーの「ウォーター」が分かった時の気持ちに似てるのかも

　ここが最後の砦だったのでしょうか。
　それからは、とんとん拍子に回復軌道に乗りました。「繰り返しの動作練習」は一切しないのに「頭の中でその動きをイメージできるようになる→

やってみる」と、階段の駆け下りもスクワットも後ろ歩きもつま先歩きも、ぴょんぴょん飛び跳ねることも出来ました。

そして、仕上げとして簡単な筋トレを追加し、見る見るうちに太ももの太さも回復。

不思議なのは、以前、焦って痛む足を動かして練習をしては悪化、を繰り返していた時には、いくら筋トレしても一切筋肉がついてくることはなかったのに、この時はあっという間に筋肉がついてきたことです。

「脳の中で使えていない筋肉は太らないのかな」と思ったりもしました。

筋力測定をしてみると、右脚の8割まで追いついていました。

一時は全く使えず、自分のものという感覚が消え、切り落としたいと思っていた左脚がここまで帰ってきたことに驚き、素直に嬉しかったです。

2012年9月

今日のリハ中にぽろっと出たひと言。

「私は、もう大丈夫です」

言った後、あまりに自然に出た言葉に自分でびっくりして
その後うるっとなりそうになったけど、耐えました　（笑）
期限切れでもなく、身体の回復の限界でもなく
本当に、リハビリが必要なくなって、
元の通り動けるようになって
卒業できる日が…近い気がする、今日この頃です

後から、江草さんもちょうど同じ頃「もう大丈夫かな」と思っていたというお話を聞きました。

こうして、4年半の歩みを経て、私は左下肢CRPS type 1に対するリハビリテーションを卒業することができました。

今でも、無理がかかると、痛みや動かしにくさ、力の入らない感覚を感じる時があります。でも、過去の同じような状況の時を思い出し、身体に耳を傾けて自己調整することで、生活の中で自然に復調出来るようになりました。

「痛みがVAS9から0-2になった、骨萎縮・筋萎縮や皮膚温が改善した、階段昇降も走ることも出来るようになった、就労出来た…」
　私の治療経過を医療の目から見ると、このような言葉で「成果」と表せるのかもしれません。
　でも、私にとっては、「愛する人と、痛み無く触れ合えるようになった」「子どもと追いかけっこができた」「巣立つ娘の引越し荷物を運ぶことが出来た」…という、「かけがえのない当たり前」を取り戻すことが出来たということです。とても幸せです。

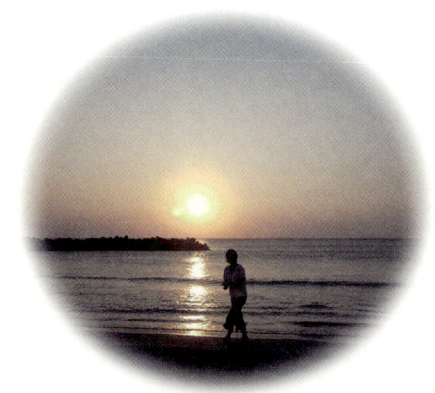

　私は海が大好きで、経過中、懲りずに何度も海に行っては撃沈していました。
　でも、もう思う存分砂浜を散歩しても大丈夫。
　これからも、たくさんの海の思い出を作っていきたいです。

　最後のリハの時に江草さんに言われた言葉を今も思い出します。

> 2012年10月
> 「"治療者の大丈夫"と"患者の大丈夫"は必ずしも一致しない。
> 　けれど、僕と三谷さんとでそれがピタッと一致したから、
> 　ほんとに、リハビリ卒業、だね」

第2章
リハビリテーションを振り返って

…対話　三谷直子・江草典政

江草 ● 話の順序として、時間系列で起こってきたことを振り返りながら思い出すことをしゃべり合ってみましょうか。

三谷 ● そうですね。

江草 ● まず、「ペイン・リハビリテーション」という概念がリハビリテーションの世界でもまだ当たり前にやられているわけじゃないので、どうしてもそれについて語るということになると、僕たちが経験したことをしゃべりながら、そこに、ある意味、誰にでも通じるくらいの普遍的なものがあるのではないかという希望をもって話していくことになるのかなと思います。まず言えることは、痛みに対するアプローチを「治療」、つまりセラピスト自身が改善をもたらすことができるという概念で捉えているセラピストはまだまだ少ないということがあります。

三谷 ● そう。だからそれがすごく画期的だなって思ったんです、「ペイン・リハビリテーション」って言葉を聞いた時に。

江草 ● 今の状態って、たぶん複雑な痛みは根本的には治らないものだという前提に立ってどうするかということについて、誰が決めたかわからないようなことを大前提に多くのセラピストが動いているというのがリハビリテーションの中での痛みに対する捉え方なんだと思う。でも、若手のセラピスト、いや、若手に限らず多くのセラピストが、最初は痛みに対してどうにか治療したいと思っているんです。それを自分なりにやっていこうと試みて何度も何度も打ち破られていくうちに、その気持ちが変わっていくんでしょうね。

三谷 ● 患者さんもね、たぶん皆、リハビリテーションは痛くても歯を食いしばってがんばる、良くならなければもっとがんばるっていうことをやれる限り続けていくものだっていう気持ちだと思うんです。だから、私のように、そんな意味ではがんばらなかったのに良くなった、という経験を話すということは、痛みに耐えてがんばっている人達にとてもつらいことなんじゃないか…そんな気持ちは今も拭えないんです。

江草 ● 三谷さんは「がんばらなかった」というわけじゃ決してないんだけど、でもそのアプローチのやり方が今当たり前にやられているようなものではないから、そんな気持ちになるんでしょうね。

三谷 ● 江草さんに自分が感じていることをたくさん伝えようとすることが、私にとっての「がんばる」ということだったのかな。自分の感じてい

ることをどんなふうに言葉に置き換えるか、ということに時間をかけてがんばってきたという意味なんでしょうね。

江草●患者さんが考えている時間がとても長いというのが認知神経リハビリテーションの治療の特徴ですから、当然そうなるんです。三谷さんと一緒にやってきたのは4年半でした。今なら少しはその治療のことを振り返って自分たちは何をやってきたかということが整理できるように思うんです。治療であるからには、三谷さんが考えてきたことにはその時々の意味があったわけですから。

三谷●そうですね。私のことで言えば、CRPSの痛みは、触れた感じとか押された感じとかの、感覚の問題だと思ってたんです。治療を始めた最初はそうでした。これは私の感覚がおかしいという問題なんだと思いました。それは江草さんの治療の導入の時にすぐわかったんです。それが私の始まり方だとすれば、その後にわかってきたことは、それが実は感覚だけの問題じゃないということに気づいてきたことでしょうね。もっと大きな問題がその後ろにあったということですね。剣山を踏むような感覚は消えて、スポンジもスポンジとして感じられるようになって、足の形もそれなりにわかるようになった時で、これで私の感覚は治ったんだと思ったんです。感覚が治ったんなら後は筋トレすれば元に戻るんじゃないかと…。今考えると浅はかなんですけど、そう思ったんです。感覚の問題は確かに大きいものがあるけど、それが治ったと思って筋トレしても筋肉はつかなかったし、逆に痛みが悪化していった…

江草●患者さんの立場とセラピストの立場がリハビリテーションを始める時点でちょっと違うのは、たぶん人間が生活してきた中で備わってきた「感覚」、とくに行為に伴って生じる知覚運動情報というものをどれだけリストアップできるかという知識の多い少ないにあるんだと思います。CRPSの痛みの感覚にしても、たとえば身体の表面を触られた時の感覚とか、硬さとか、その「感覚」という言葉で患者さんが理解しているものの内容、専門用語を使えばモダリティというもので必要とされている内容のすべてが理解され、正しく感じられているわけではないことが多いわけです。たとえばスポンジをスポンジとしてわかることはできても、その時に動かしている自分の足首の動きはわかっていないということがあるんです。

三谷●そうそう。動きに伴う感覚の出入り…私、運動は出力だけだと思って

たんです。出せばいい、動かせばいいって。だからその時には自分の身体がどう動いているのかを感じ取るという問題もあるということに気づいていなかった。最初の感覚的な衝撃が強くて、それをクリアすれば自分の問題は乗り越えられたと思ったんですね。

江草●でもそれはそれでいいことなんだと思います。それもまた今まで気づいていなかったことに気づけたというとても大事なことだったんですから。その気づきが、身体の声に耳を向けるきっかけになり前進したことは間違いありません。ただ、それですべてに気づけたということではなかったということですね。

三谷●そういうことですね。

江草●三谷さんが経験したような気づきはセラピストにとっても同様にあることで、自分の意図していたことに効果が出るとうれしくないわけはないんですけど、それで患者さんが元通りになっていないと、やはり問題がまだすべて片付いているはずはないことにセラピストも気づくわけです。それは寝癖を直すようなことに似ていて、一番目立つ寝癖を直してみて髪型が少し整うと、それよりも小さくて見えにくかった寝癖が今度は目に飛び込んできて…ということが続くようなものです。

三谷●寝癖よりも、第1層、第2層、第3層っていうような感じのほうが私にはしっくりするかな。痛いとか靴が履けないとか、生活に直結している一番つらいところが一番表面に見えていて、それをくぐり抜けるとその次の層、そうやって次々と進んでいくと、その一番下に健康な層があるっていう感じ。

江草●うん、なるほど。

三谷●だから上の層をクリアするまでその下の層にある問題に気づかない。…自分の身体の感じ方の奥行きっていうことでしょうか。最初は痛みのブロック注射でよかったはずの道が、思った以上にそこから先が長かったということ、というより、思ってみることもできないことがどんどん出てきたということで…

江草●それを聞いて振り返ると三谷さんが考えていた「三谷さんなりの、三谷さんが思う」痛み治療の筋道がよくわかるような気がします。三谷さんとの治療が始まった時に僕が最初に気づいてほしかったことは、痛みは局所、この場合は足に問題がなくても起こりうるものだということ、痛みを起こす原因というのは、ざっくりと言えば感じ方、頭の中での情報の捉え方、感覚の捉え方の不一致で痛みが出るかもしれな

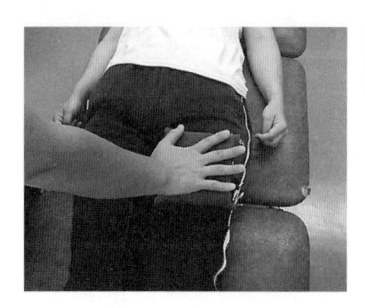

スポンジの硬さを識別する課題（初期の頃）。痛みが強く当初は患部では実施できなかった。太ももでもスポンジの硬さも大きさも正しく識別できない。

いということに目を向けてほしかったということです。それに気づいてもらうための方法が、実際に感じて「びっくり」してもらうということだったんです。その時選択したのがスポンジなんですね。

三谷●で、私は期待どおりびっくりしたわけですね。江草さんに言われるまで目を閉じたら自分の足の輪郭がないってことなんて思わない。だって目の前にあるんだから。タイミングとしてもよかったんだろうと思います。スポンジの課題が始まった時点で先にブロックを受けていなかったら、比較する事実がなかったと思うし、ブロック注射をした直後にみるみる左足の体温が戻ってきて、足の状態がすごく良くなったのに、痛みだけが残っている怖さを感じていたことも、訓練への入り方としてよかったんだと思いますね。…私って、言ってもこの人には通じない、と感じると言葉が出なくなっちゃうんです。だから、江草さんの出してきたスポンジは、たぶん私自身がそれまで思ってもいなかった形で自分に何か言わせるようなところがあったんじゃないかな。

江草●たぶんそれは、目を閉じた時に膝から下の感覚がないということを三谷さん自身が体験したから始められたことじゃないかな。スポンジを使うことで見えてきたおかしな自分に気づいたこと。

三谷●そうなんでしょうね。問われないと自分ではわかっていなかったことがあったということ、それがわかったことは大きなことだったですね。足がないってこと、自分ではわかってなかった。痛いとは思っていたけど。

江草●僕がやれたことって、やっぱりそうやって三谷さんに問うたことだったのかな。

三谷●うん。ドクターからの問いはもっと違う感じです。

江草●ドクターも症状や生活についてよく聞かれると思います。「どうです

か？」ってね。「どんな感じですか？」って形で、自分の体について問うことは多いとは思うけど。

三谷●そうですね。最近どう？とか、生活の中でどんなことができてるか？とか、痛みが10を最高としたらいくつぐらい？とか、そうしたことがドクターからの問いですね。でも、そんな形で聞かれると自分で普段気づいていることしか答えられないんです。江草さんからの問いはそうじゃなくて「目を閉じてどう感じますか？」とか「膝と足首の位置がわかりますか？」とか、普段意識していないことを聞かれるから、それを感じ直そうとするわけですね。そうやって感じ直してみた時に衝撃の事実がわかるというような問いかけは、それまで誰もしなかったです。痛いということはいつも意識の上にあったけれども、それ以外の感覚のことはその外にあったわけで。…それが江草さんに問われることで意識の中に入ってきた、という感じかな。スポンジを当てて「どう感じますか？」って聞かれるのが多かったでしょ？

江草●その通りですね。「痛いですか？」と聞かれるとたぶん「どう痛いか？」と患者さんは自分に問うのが自然なので。そういう聞き方は意識的にしないようにしていました。つまり、純粋にその時に自分の体について感じることを問うようにしたということですね。聞く時に少しは何か選択肢は提示したとは思いますけど、相手に何かを聞く時は、こっちから「足がちぎれそう」とか「もしかして足がない感じがしたりして？」なんて突拍子もないことを言うほうが患者さんも思っていることを言い出しやすいかなと思って。「こんなこと言っても信じてもらえないだろうな」と思わせないことが、患者さんとの関わりの中で必要なんです。

三谷●そうそう。その後は安心して思うことが言えました。江草さんはいつも、私が変な感覚を見つけるたびに、喜んでくれたでしょ。こんな変なこと言っていいんだろうかというハードルがぐっと低くなって、感じていることが普通の人が聞けば変な、突拍子もないことでも、それは言ってもいいんだと思えたんです。

江草●そうそう、そんなふうに思ってもらえることが、僕と患者さんのコミュニケーションにおいて「よし！」と思える瞬間なんです。

三谷●そんなふうに自分の体の感じ方が変だとわかったことは衝撃だったし、それがあってなにかこう、腑に落ちたんです。

江草●腑に落ちた？

三谷●「あっ！そうなんだ」って。なんでこんなに足が痛いのに足のどこにも悪いところが見つからないんだって理由が腑に落ちた。探せば何かあるとずっと思ってたけど、それがあった。足が悪いから足が痛い、それだけじゃないと思った瞬間があるんです。それまでに経験してきた痛みはそうじゃないですよね。お腹が悪いからお腹が痛い、手をぶつけたから手が痛いって。でも今経験しているのはそれとは別のこと、頭の中に何か悪いところがあって足が痛いんだって腑に落ちた瞬間があるんですよ。

江草●治療の中でセラピストの目線でターニングポイントになるところと、患者さんから見てターニングポイントとなるところは必ずしも同じじゃないと思いますけど、足がわからないとか感じ方が変だということに気づく人は結構たくさんいると思うんです。ただ、気づく人は多いけどその後にそれが治療に活きるものだと思えるかどうかというところに分かれ目、ターニングポイントがあると思います、お互いにとって。それはたとえばスポンジを使った治療を通して気づいたことが、その後で訓練の中で変化していくことにも気づけるかどうかということなんです。そして、それが症状の改善に繋がっている事実を伴うことが効果を確認することに繋がるわけです。自身の感じ方や、動き方、痛みという症状など、何か変化していくことが治療で起こってくるか次第で、セラピストとの関わりに向き合ってくれるか、治療の中で起こるご自分の変化に向き合ってくれるかということが決まってくるんだと思うんです。そうやって三谷さんは僕が関わる治療に向き合ってくれたんだと思うんです。ご自分で気づいたことが、僕が組み立てた治療の中で変化していくことで痛いという現象もまた変わりうることを感じ取っていってくれたから継続できたことが大きいんじゃないかと思うんですね。

三谷●私にとってのターニングポイントって…右足で踏んでる感覚を覚えて左足で踏んでみた時、左足の痛みが軽くなったって、あの治療がやっぱり一番最初の大きな出来事だったと思いますね。

江草●あれがたぶん最初に一番手応えがあった瞬間でしたね。

三谷●そうそう。最初は普通に目を閉じて左足をスポンジに下ろしてみたら、とても右足とは同じものとは思えなかった。でも目を開けてみたらまったく同じスポンジでびっくり、手で触って確かめてびっくり。どう見ても同じものが両足の下にあるのに、左足の下にあると感じる

ものはどう考えてもザラザラだし、トゲトゲしているし。…で、その次にどうしてこんなことをするのかはよくわからなかったけど右足でスポンジを踏む感じを覚えて、それが左足でも同じ感じでスポンジに当たることを予想して下さい、って言われましたね。今思えば、よくそんなことをやってみようと思えましたね、その時の私。

江草● そうですね。僕も強引だったのかな。とにかく焦っていたことも確かだから。

三谷● で、イメージしてから踏んだら、さっきとぜんぜん違って、左右同じ感じに近づいていた…って。…最初は催眠術かと…江草さんにだまされているのかと思ったけど、実は、江草さんは私が見えなくなっていたものを、見せてくれたってことですよね。

江草● その後の治療の中で足も感じられるようになってきましたね。

三谷● そう。その感じを敢えて説明すると、足の下全体にかかっていたモザイク模様が小さくなってだんだんその下の絵がはっきり見えてきたって感じですね。目を閉じるとここに膝、ここに足指、という具合に自分の足の存在がわかるようになってきたんです。治療を始めて数週間くらいでしたか、持続硬膜外ブロックで入院した時に麻酔科の教授回診があって、その時にドクターから「どうですか？」って聞かれた時に「はい。これは足の問題じゃなくて頭の問題なんだとわかりました」って答えたらしーんとなっちゃって。

江草● ああ、その頃から麻酔科の先生方がリハビリの見学に来られるようになりましたよね。

三谷● そうそう、見学されると緊張してボロボロだったけれど…あはは。でも、麻酔科のドクターがリハビリを見学しに来られるというのは珍しいんじゃないですか。嬉しかったです。

江草● 確かに、珍しいと思う。…CRPSの病態については麻酔科の先生方もよく知っていらっしゃるし、僕が何を言うこともありませんが、認知課題を出しながら身体の状況を問うといった実際の方法論や訓練場面は珍しいかもしれません。リハの現場を見てもらうことで、何を問題にしているかということをドクターにもわかっていただけたと思います。とはいえ…ふたりとも緊張して普段の成果はまったく得られませんでしたけどね…それだけ集中する時間だったんでしょうね。僕が痛みに向き合う患者さんにお話する時、CRPSのような痛みがどうして起こるかという学術的な説明はするように努力していましたが、難し

いのはそれが患者さん本人が頭の中につくりだしている感じ方に問題がある可能性があるという言い方をすると、それは患者さんにとってご自分の「気持ちの問題」だと受け取られてしまいかねないわけです。だから「感じ方の問題です」ということを口に出す時に一番注意を払うんです。痛みの原因というものをお互いが共有しないと治療に向かえないという時に腑に落ちてもらうことが何よりも大事なことなんだけど、腑に落ちるためにはそのための予備知識をちょっとずつお伝えしていかなければいけないんだけど、足は治ってきていて、脳にその痛みを感じる機構というものがあってそれによるエラーというものが起こっているということをどう伝えたらいいのかということが難しいんですね。もちろん痛みは患者さんの心の有り様や、その時の状況にも影響を受けます。でも、「痛いのは気持ちの問題」というのと、僕が言いたいことは意味が違うんです。三谷さんにはそうしたことをちょっとずつお話してましたけど。それがたぶん三谷さんにとっての事実と繋がったんですね。

三谷●繋がったんですね。現実に私が体で感じることと、医学的な説明とが。

江草●現実に起こっている現象のわけのわからなさとその理由とが。…少し話が替わりますが、「再解釈」という言葉があって、それは患者さんが自分で感じている痛みをどのように意味づけするかで痛みの程度が変化していくという研究があります。確かに腰痛の患者さんではそうしたことが実際の変化として出てくるということがあります。アメリカでは「ペインブック」というものを患者さんに読んでもらって痛みに対する正しい情報を知るというのが取り入れられていて、そうしたものを読んで腰痛についての知識を持っている方のほうが、病院にただかかっている人よりも治りが早いという報告もあります。だから学術的な説明というのも治療では道具として使えるところがあるんです。だからと言って、そうした学術的な説明が誰に対しても同じ効果があるかと言えばそうでもなくて、それは患者さんやセラピストによって個人差がかなりあるものでもありますけど。患者さん自身が自分の状況に正しい理解をするということと同時に、常にセラピストとして意識することではあるんだけど、「患者さんが進もうとしている道をやみくもに制止せず、正しいと考えられる方向にガイドする」ということがあります。結局、リハビリテーションをしていくのはその人自身だから、その人が「これをしたら良くなるんじゃないか」ということ

を試行錯誤していく過程というものがあれば、もし完全に治らなくても良い意味でのあきらめというか、自分を受け入れていく中で必須条件になるんじゃないかと思っていて、明らかに患者さんにとってマイナスだろうと思うことは止めるかもしれないけど、「こうなると良くなるんじゃないか」という信念が必ず患者さんの中にはあって、その信念に外れてしまうことを相手の話も聞かず、こちらの都合だけで提供してしまうと、まず患者さんとセラピストとの信頼関係は築けないわけで、そんなことはできない。こちらは障害について理解しうる範囲においては客観的事実というものは知っているわけだからこうすべきというところはあるけれども、患者さんが治るために自分でやるべきことと思っていることに対してはできる限りそれに沿って治療をすることが必要だと思っています。よほど最初からその弊害がはっきりしていることは別として、患者さんにとってはまず自分の期待することをやってみなければ「あの方法にチャレンジしていたらもっと良かったんじゃないか」といつまでも気持ちがくすぶってしまうわけです。実際にトライはしなかったとしても、「誰かに言われたから」ではなく「自分で決めて治療に取り組んだ、取り組まなかった」という自己決定がなければ何も変わらないということは原則なんじゃないかと思います。

三谷● たぶんそんなふうに江草さんが考えてくれて、いろいろやってみることができたから、私にしてみれば自分の考え方がこんなふうに変わってきたっていうことを整理することができそうな気がするんでしょうね。…あの頃…江草さんに出会う前の話をすると…私の病の始まりは普通の怪我だったんです。怪我をすれば痛いのは当たり前、そう思って整形外科に行って、骨は大丈夫だけどたぶん靭帯がやられているだろうということで固定した。でも治らない。治らないということは何か見逃しがあるんじゃないかと思いますよね。だからMRI撮って下さいと。でも結局は、靭帯の損傷はあるけどそこまでの痛みになることはないって言われ、足は使っても大丈夫って言われたんです。そう言われたから痛いのを我慢しながらどんどん使おうと思ったんです。でも使えば使うほど悪くなるんです。そんな経験は今までないので、これはきっとこのドクターではわからない別の何かがあるに違いないと思うんですよ、やっぱり。こんなに痛いのに悪いところが見つからないということはおかしいじゃないかって。その時、幸いだったのは、

その時のドクターが突き放さなかったんです。おかしいですね…痛いの続きますねって言っては、塗り薬を出してくれたり、痛み止めを出してくれたりやってくれているうちに、典型的な症状が出てきたんですね。ある日、足を見ると色が変、そして痛みの質が変わってきたっていうように。それまでは怪我した後の痛みだったものが、正座の後のようなじりじりするような感じがしてきたとか、床に足をついた時に剣山を踏んだような痛みに変わってきたとか。それをドクターに言ったらもう一回レントゲンを撮りましょうと言ってくれて、その時になっても私としてはレントゲンを撮ったらこれまで見つからなかったような小さなひびとか、何か本当の原因が見つかるんじゃないかと思ってました。あっちゃいけないんだけど、あってほしいと思うんです。痛みの理由がほしかったんです。そこでレントゲンを撮ったら私の予想していたようなものとまったく違っていました。「骨が黒くなっています」って。骨萎縮といって、怪我の後に起こることがあるんですって説明してくれました。その時に「RSDという病気かもしれません」って言われて、それが何のことかわからないから必死で調べるんですよ、ネットで。でもそこには何も良いことは書いてない…激痛を伴う難しい病気…原因は不明、交感神経の関与が大きくて…症状が広がって患肢は廃用化することがあって…ジストニアを合併することがあって…良いことは何も書いてない。治るのかどうかということでたった一つ、ごく早期に神経ブロックが奏効することがあるって…だから私が神経ブロックに期待したのはその"たった一つ"があったからです。当時はさっき話していたような「脳」の話って治療の中では当たり前に言われてはなかったじゃないですか。

江草● ええ、書いてあるとしてもすごく少なかったかもしれません。少なくともあの頃でインターネットで検索しても、情報を手に入れることは一般の方には無理だったと思います。

三谷● 交感神経の異常な興奮が続くから血流が悪くなって、組織に栄養が行かなくなって神経性ジストロフィー、萎縮が起こると、これがこの病気の説明でしたよね。これは治らない病気なんだ、下手をすると広がっていって重症化するんだと、その時にインプットされたんだと思いますし、結局それが最後まで尾を引いていたと思います。だから後になって症状がぶり返したことがあった時、なんであきらめてくれないんですかって、何度も江草さんに言ったんだと思います。

江草●そんなことがありましたね。

三谷●そんな感じで、反射性交感神経性ジストロフィーと診断されて、リハビリ開始になったんです。温冷交代浴と足にタオルひっかけてやる可動域訓練、あとは手で持って動かされること、めちゃめちゃ痛かったですよ。触られるだけで痛いのにそれを動かされるんだから。ドクターからは「あまり痛みを感じることはしないで下さいね」って言われてたし、薬もたくさん出してもらっていたんですけど、リハビリの時の痛みには耐えなきゃいけないと思ってました。なぜかはわからないけど、動かさないとだめになるものだと思ってましたね。急性期には固定して、構造が修復されたら次は積極的に動かして機能を元に戻すと…私は自分の幼い頃の骨折の経験とか、養護教諭の勉強なんかで自然にそういう動かすことが大事と思い込んでいました。歯をくいしばってするリハビリのことはテレビでもよくやってますしね。タオルを足首にかけてぐーっとひっぱられる「痛いよー、痛いよー」ってやってたんです。子どもじゃないから泣きはしませんが。リハビリでひっぱられた後はつらかったです。でもそれを我慢しないと乗り越えられないと、それは別にセラピストから言われたわけじゃないけど、そう思ってました。だから訓練以外の日常生活では足をかばうことばかり考えるようになったんです。あの頃は、この病についていろんなサイトに書かれていた「痛みの悪循環」というものを断ち切ろうと必死でした。痛みを感じるから交感神経が興奮して、それでまた痛みを感じる、であれば痛みを感じてはいけない、と。だから家では足が床につくと痛いから挙げっぱなし、布団も足が掛け布団に触れないようにしてました。それでもリハビリでは痛みを我慢してやらなければいけないと思ってました。動かさないと関節が固まってしまって動かなくなると思い込んでました。…そのうち、薬でしびれは多少楽になりましたけど、痛みも足のむくみもすごいことになってきて、靴も靴下も履けないし。で、「早期の神経ブロックが奏効」っていう言葉がぐるぐる頭の中に回り始めてきて、ドクターに相談して大学病院の麻酔科に紹介してもらったんです。交感神経性ジストロフィーなら交感神経ブロックをしてもらって、その合間に固まらないように動かしてもらうと、これがその頃の私に必要な治療のイメージでした。だから転院しました。怪我したのが2月で、治るはずだったのが4月、転院が6月。この4月から6月までの間は毎日びびってました。怖かった。

江草●この大学病院の初日のことはよく覚えています。整形外科、麻酔科と回って最後にリハビリテーション部にいらっしゃったのは。疲れましたって感じでしたね。リハ部に別に寄りたいわけじゃないけど帰るわけにもいかないしっていう感じでした。

三谷●ああ、そんな顔してましたか、ごめんなさい！　麻酔科のドクターはパチパチと写真を撮りながら「これはもう教科書に載せてもいいぐらいの典型的なCRPS type 1ですね」っておっしゃるんです。それぐらい見事に症状が揃っていたんですね。足はゾウさんみたいにぱんぱんにむくんでいたし、冷たいし、べたべたしてるし、レントゲン撮れば素人目にもわかるくらい黒々としているしで、自分の問題がCRPSの症状としてはっきりしてたんで、ある意味、楽だった面もあると思うんですよ。はっきり見た目でわかるおかしさというのが自分の問題だったから。うまく言えないんですけど、何も外から見える症状がなくて、で、この病はあなたの脳がつくりだした問題ですよと言われたらおそらく反発したと思うんです。気のせいでこんな足になるわけない、何にもないのに足が痛いと言ってるわけじゃないと、足の症状が証明してくれていたから救われたんですね、きっと。

江草●診断名もつかなくて、目に見える症状もたいしてなくて、骨もちゃんとくっついてるから痛いはずないって、そういう人が一番つらいでしょうね。

三谷●一番つらいと思います。…今から考えると、私は、こんなふうに症状が揃って確定診断されたということで気持ちがある意味、楽になったんだと思うんです。診断がついて、ちゃんと医療の対象として見ても

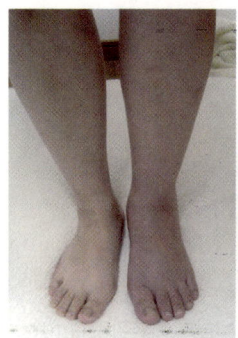

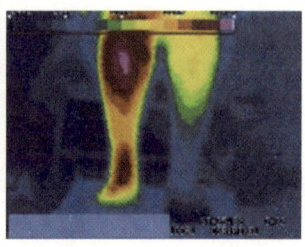

足に出現した浮腫や色調の変化。痛みが強くなった頃。

らえるわけだから。とても激しい痛みを伴う病気だから痛いでしょって認めてもらえるわけだから。当時は自分のそんな足の状態を見てすごく悲しかったけど、目に見える症状がないばかりに痛みを訴えても「それはあなたの感じ方のせいでしょ」って言われて絶望している患者さんは多いんです。…実はこの時、私は楽になったけど夫が相当落ち込みました。そこで彼もある意味、覚悟を決めたんでしょうね。私の努力でなんとか治るなんて露ほども思わず、自分が支えていこうと思ってくれたようです。あれこれ考えて煮詰まる私を相手に…淡々と助けてくれるようになりました。…でも、確定診断と同時に「CRPSで神経ブロックは難しいんです。ブロックで痛みはあまり消えないんですよね」とドクターに言われたんです。ここの麻酔科ではCRPSに対するブロックの効果には慎重でしたし、懐疑的でした。でも私はそれをやってもらうためにここに来たんですと主張して、持続硬膜外ブロックをやってもらうために入院したんです。期待に満ち満ちて、カテーテルを入れてもらってほんの数十秒であっという間にむくみが消えていったんです。それはすごかったです。冷たかった足もさーっと温かくなってきて…。その時、それを見た若いドクターが「もう立てるでしょう。立ってみていいですよ」って言ったんですよ。なにをおっしゃる…確かにむくみは消えたけど痛いのは変わりませんって。それだけじゃない…違う…うまく言えないんですが、痛みが消えなかったということもあるんですが、それよりも立ち方がわからなかったんです。その時は麻酔がかかっている状態だからかなーって思ったんですけど。あの時は怖かったです。神経ブロックって痛みをとる最後の手段だと思っていたのに、それでも痛いってことが。…あの入院が決まる前…初診からブロックが始まるまでの間に何回かリハをしましたよね。

江草●しましたね。

三谷●お話しましょうってやってましたね。

江草●そうですね。これまでの経緯を聞いたりとか、痛みの一日の中での変動だったりとか、3月はどう、4月はどうって聞いてそれをグラフにしましたね。まず様子を聞いていったんですが、足も床につけないし、触れないし、まずはそういうことからいろいろわかりたいと思ったんです。

三谷●それまでに経験したリハビリは痛かろうがどうだろうが、ごめんね、

と言いながらもとにかくすることはするって感じでしたけど、江草さんは触ろうともしなかったですね。痛いところ以外のマッサージをしてくれただけでしたね。

江草●触ってほしくないって思ってたでしょ？

三谷●そうですね。こんなのばっかりで大丈夫？とは思ってましたけど。私、あの頃はリハビリには期待していなかったから、別にいいか、って感じでした。診断がついて、その病名をネットで調べたら「痛みの治療と理学療法の併用が大切」と書いてあった程度で、何度も言うようですけど、私は神経ブロックをやってほしかったんです。転院した時に、整形外科の教授が江草さんを指名されていたそうなんですけど、その時はリハビリにもいろいろあるなんて知らなかったんです。…とにかく使うことと痛むことの間ですごくいらだっていて、ドクターにも「足は使うほうがいいんですか、使わないほうがいいんですか」って食ってかかったことがあるんです。でも、自分の中ではとにかく動かさないとだめになる、使わないとだめになるという焦りが強かったですね。リハビリはなんのためにやるのかと言えば「関節が固まらないようにひっぱる」とか「廃用にならないために、痛みはあるけれども体を使い続けることが大事」とか…そういうもので、主役は麻酔科なんだと思ってました。

江草●三谷さんが一番問題に思っていたことが、動かないことではなくて痛みだったから、その治療は麻酔科が中心だったというのは当然だと思いますよ。

三谷●痛みがあるから動かせない、痛みさえとってもらえば動かせるはずと、そう思っていたんですね。今から思うと、リハビリに過大な期待を持っていなかったから、あの、平行棒でがんばるというリハビリじゃなくても違和感がなかったのかもしれない。たとえば、脳卒中の方はリハビリが主役だと思うんでしょうけどCRPSのリハビリは補助だと思っていたから江草さんが治療でおっしゃることに抵抗がなかったんでしょうね。

江草●今の話を聞きながら、他の患者さんのことを思い出していてちょっと聞いてみたいと思ったことなんですが、僕が関わっているCRPSの患者さんで運動療法中に痛みをあまり強く訴えない方もいらっしゃいます。痛いはずなのに黙っている。これが整形の患者さんになると比較的その痛いってことを言ってくれる。だから痛みそのものの捉え方が

CRPSの患者さんの場合はまた少し違うのかな、だからなかなか表に出されないのかなと、そんなふうに思ったんです。

三谷●自分は痛くて当たり前だと思っているから、あえて「痛い」と言わないんじゃないですか。…整形の患者さんにとっては、痛みっていうのは単なる症状の一つだけど、CRPSの痛みは病そのものだから。痛みがあって当たり前と思っているから、あえて痛いと言わないんじゃないですか。たとえば、柔軟体操の痛みを我慢すると体が柔らかくなるというように…動かない関節を無理やり動かしてもらえば、それはどんなに痛くても自分のためだと…

江草●そうですね。そうやって耐えた先にプラスの結果が待っていると信じているからストレッチでもある程度痛くなるところまでもっていかないとよくないと、なんとなくそんな信念が出てくるんですね。

三谷●私の場合、足を下ろして体重をかけると剣山を踏んでるような痛み…自分では実際に剣山を踏んだことはないですけどそんなふうにしか表現できない痛みがありました。それでも、その痛みを我慢すればその先には、スポーツ選手の怪我の後のリハビリと同じように成果があるはず、と思ってましたね。

江草●でもそれはスポーツ選手の体験する痛みじゃないということを、セラピストの側も多くの人が感じているところがあるわけです。体を鍛えれば消える痛みじゃないということをおそらく頭ではわかっているけれども、うまく理解できないことが多いのかもしれませんね。

三谷●でも江草さんは私の表現することを理解しようとしてくれていたでしょ。私、変なこといっぱい言いましたよね。

江草●いっぱい聞きましたね。

三谷●最初の言い方は剣山でしたね。当時…転院前にそれを整形の教授に言ったら表情がぴきっとこわばって…

江草●その後に僕のところに電話があったんです。笑い話みたいですけど「剣山踏んでる患者さんがいるんだけどちょっと診てくれる？」って。

三谷●変な言葉なのに「そりゃ痛いでー」で終わらせなかった…、剣山という表現でピンときてくれるドクターと、剣山が何を意味するか考えてくれるセラピストさんがいてくれたから、私のその後があったということですね。

江草●僕が疾患や症状以前の問題として、きちんと患者さんの想いに耳を傾ける理由は、リハビリテーションは誰のためにあるのかということに

あります。それは患者さんのためにあるものだとすれば、一つ一つの意味を理解しないと前に進めないということ。特にペイン・リハビリテーションの場合は患者さんの言葉の中に治療のヒントがたくさん隠れている。僕の場合、三谷さんを担当する前に出会っていた何人かの患者さんとの経験があって、たぶん少しは準備ができていたということだったというだけで、それがなかったらたぶん三谷さんとお会いした時にもそんな対応はきっとしなかったんじゃないか…僕が大きく変わったのは、たぶん同じような痛みを訴える患者さんとのリハビリの経験があるからだと思います。その方も、通常ではあり得ない感覚、当時の僕からすれば「よくわからないこと」をたくさんおっしゃっていました。セラピストという人間はリハビリテーションに必要な知識や技術を持っていることは当然のことで、そんなレベルで比較対照したって意味がない、知識と技術を持っていることはプロとして当たり前だということの上でのプラスアルファがそのセラピストの腕だと思っています。でも当時は、ちゃんと勉強もしてきたつもりだったのに、その患者さんが自分のことを訴えるいろんな言葉の意味が理解できなかったんです。…僕はその人を助けられなかったんです…人に自分の痛みがわかってもらえないってことがすごく孤独だということだけが伝わってきて…でも夢をたくさんもってこれからの人生に向かって痛みと戦っていた人に何もしてあげられなかった自分が情けなくて…。その経験が痛みにちゃんと向き合うチャンスを僕に与えてくれたんです。

三谷● …うん。なんとなく…ね、江草さんにだったらいろいろ話しても意味があるって感じたんです。だからドクターや家族にもしない話ばかりしていた。

江草● あの頃ちょうど、ある勉強会で話をしたことがあって、その時のスライドを持ってきたんです。その勉強会はセミナーの冒頭にそれまで発表者が経験してきたことやリハビリテーションに対する想いなどを発表する時間をつくっていろんな価値観を共有しているんですね。それで、僕が発表者に選ばれたこの時に参加者の皆さんにも患者さん自身の言葉をいろいろ知ってほしくて紹介したんです。…たとえば、「膝のお皿の下をのこぎりで切られている感じがする」とか「目を閉じると私の関節がなくなる」とか「先生が私の体を支えようとすると私の体が重たくなる」とか「私の体についてるものが邪魔なんです」とか

コトバ	コトバ	コトバ
「足の下に、剣山があるんです」 「膝のお皿の下を鎹で切られているようで」 「目を閉じると、私の関節が無くなるんです」 「なんか重いんです。先生が体を支えようとすると、 　　　　　　　　私の体が重たくなるんです」 「邪魔なんですよね、ここに付いている物が」	「感覚がないわけじゃないんです。ただ遠いんです。 ほら、ドアの向こうでしゃべっている感じ」 「私の左足、異常にちっちゃいんですよ、感じるのは」 「膝と足の間がないんです。膝の下がすぐ足‥‥」	「痛いわけじゃないんです。でも『嫌』なんです。 触られるのが。触られると自分の体が押し返さなくて 侵入されるような感じがするんです。 作用・反作用の法則の反作用が無い感じ。変ですよね。」 「私のふくらはぎがどこかにいってしまったんです」

患者さんの数々の言葉。講義で使ったスライド。

「感覚がないわけじゃない…」ああ、これは三谷さんの言葉ですね。

三谷● ああ、どおりでしっくりくる感じがしました。

江草● 「感じていないわけじゃない、ただ遠い」って、これは最初の頃に言われたことですね。「水の中で人の言葉を聞く感じくらいしか感覚がわからない」とか、「私の左足が異常にちっちゃい感じ」「膝と足の間がない。目を閉じちゃったら膝のすぐ下にオバQのように足がついている感じ」とか、これは中盤の頃かな、「痛いわけじゃない。でも嫌な感じ」とか「触られると自分の体が押し返さなくて、作用・反作用の法則の反作用がない感じ。作用の矢印だけで攻め込まれているような感じ」とか、「私のふくらはぎがどっかに行ってしまった」とか…

三谷● 本当に変なこといっぱい言いましたね…。私、一生懸命自分の感覚を言葉に訳そうと思ったんですよ、普通の人にわかるように。そう思ったのは、江草さんは私がなんとかひねり出した言葉に意味を見つけてくれると思ったからです。私にはわからないその、難しい脳内の仕組みについて、江草さんは私がそう感じる理由を見つけてくれて、解決策を探してくれると思ったんです。私が感じていることは画像に写るわけじゃないし、血液検査して出てくるもんじゃない。でも私にとっては確かなことだから、それをなんとか言葉で伝えようと、がんばれば伝わるはずだと思えたんですね。

江草● そう、だからこうした言葉には絶対に何かの手がかりがあるはずなんです。でも、これは三谷さんに出会う前までの自分の反省でもあるんですが、患者さんの言うことを聞きながら支えになれる理学療法士になりたいと思ってはいるけれど、それでも自分の解釈できない痛みや症状に出会った時に「これはそのうち治るんじゃないか、慣れたら消えるんじゃないか、今だけのことじゃないか」とやり過ごしてしまっていた自分もいたりして、そうなってくると毎日患者さんの言葉を聞き流すだけの臨床になっちゃうんです。それがすごく空しい気持ちに

なってくるうちに、最終的に僕は患者さんの言葉を聞かなくなったんです。自分で解釈できない、わからない言葉が怖かったんです。それで自分が追い込まれていくことが。「これ以上意味のわからんことは言わないで」って、そう思うようになった時期がありました。その頃に出会った患者さんに理由のわからない痛みを訴える方がいて、その人はごく簡単な膝の手術をしただけで何の問題もないはずだったのに、医療者がベッド柵に触れただけでも痛みを感じる、風が吹いても痛む、布団が痛くてかけられない、だから何もできない。でも何もできないじゃ済まされない、何とかしたいという時に、僕は初めて「認知神経リハビリテーション」に触れたのです。認知神経リハビリテーションについては大学でも少し習っていたので知っているところもあったんですけど、でも当時の僕は関節可動域運動をやれば関節は曲がるようになるし、筋力増強運動をすれば筋力はつくと思っていたんです。でもそれじゃどうにもならないんじゃないか、患者さんの生きている世界を理解するためには認知神経リハビリテーションが役に立つんじゃないかと思ったんです。その頃、ちょうどイタリアでは「患者と語る」というテーマで臨床研究をやっている最中で、僕が直面していた問題とタイミングが合ったんですね。それを調べているうちに「痛み」についても新しい解釈があることを知ったんです。認知神経リハビリテーションとの出会いを皮切りにして、ペイン・クリニックや鎮痛薬の本、脳科学の雑誌を読みあさって…。そんなことがあって僕の臨床も大きく変わって、患者さんと違う態度で話すようになったんです。そして三谷さんと出会った。

三谷●そうだったんですか。…江草さんと私が出会う前の患者さんに、私は助けられていたんですね。

江草●ええ…。いろんな知識のない最初のうちは、さっき話した方を担当していた頃は「膝の皿の下をのこぎりで切られている感じ」がわかりたくて実際に切ってみたんです。剣山も踏んでみたり…。まぁ…やりかけたはいいものの、実際には痛くて一瞬でギブアップでしたけど。

三谷●え！私でも踏んだことないのに。

江草●でもやってみないとわからないと思ったから。学術的に治せるかどうかという手だてがあるかどうかもわからないから、とにかく患者さんが言っていることをわかりたいと思ったんですね。やれそうなことはそれぐらいしか思いつかなかった。今考えれば、ばかだなぁ…と思い

ますけど…

三谷●ばかじゃないです。たぶん、江草さんのそういう想いが伝わってきたから、私も一生懸命自分に問うことができたんだと思います。私も自分のことを理解したいと思ってたんです。なぜこんな感じがするのか、自分に何が起こっているのか、自分の身体が意味不明なわけだから。今まで経験したことのない痛みのことを理解したいと思っているのはまず患者自身だと思うんです。病名がついてもそれはそんなもんだろうと思うしかないわけで、それがなんで自分に起こっているのかがわからないのはすごく不安なんです。だから自分でも自分を理解したい。

江草●単純な話だろうと思うんですが、そんな人を僕は独りぼっちにしたくないんです。たぶん、痛みに苦しむ方はここに来る前にいろんな所でそういう経験をしてこられて、「じゃあ私が狂ってるんじゃないか」とまで思う人もいらっしゃる中で、そういう人のことをわかる人間でありたいというのが僕のセラピストとしての立場だと思っています。もちろん痛みを改善することは医療者の使命なんだけど、それよりもまず、患者さんを独りで孤独な世界に居させるのが嫌だな、って言えばいいのかな。

三谷●そう。…痛みの病って孤独なんです。薬が効かないとドクターにも匙投げられて、リハビリは痛いことばかりで、症状が広がるのはヒステリーのせいだと言われて、家族にもわかってもらえなくて独りぼっちで、痛い顔をしたら周囲の気分を害するとか遠慮して、そのうち痛いとも言えなくなる…そんな感じで…。

江草●…以前と違って、今ではオノマトペの研究というものがあって、痛みの表現からその痛みがどのような部分で出てきているのかを知ろうとする考え方も出てきて、「ズキズキ」とか「ひりひり」や「ねじれるように」「ナイフで刺されるように」などが実はそれぞれ、表在感覚系のトラブルや深部感覚系の問題などに対応しているのではないかということが徐々に明らかになっています。痛みのことを理解するということで言えば、痛いということには直接に痛いということだけじゃない問題が他にいろいろとあるじゃないですか、さっき三谷さんがおっしゃったように。だから僕は、痛みだけを理解しようとしていたわけじゃないと思うんですね。

三谷●そうですね。…そういう意味で言えば、私が江草さんにやってもらっ

てきたことは、痛む足へのリハビリということだけじゃなくって、やり場のない辛さへのリハビリであったのかもしれないですね…。

江草●痛みという現象が起こっていることを理解しようとすると、結局は学術にいくと思うんです。痛みが起こる仕組みということについて調べていくと思うんです。でもリハビリテーションの中身で起こっていくことってそうじゃないんですよね、きっと。患者さんの言っていることを理解したいということはもっと違うことだと思うんです。だからといって患者さんに言われたことに対して明確に何かを言えたためしもないんですが。…とにかくあの時は、三谷さんに近づこうという気持ちでしたし、今の状況で一緒にできることは何かを探していたわけです。そのためには何が問題なのかを探るつもりでいました。ブロックに期待しているということはお話からわかりましたので、その効果を見てからでいいだろうという気持ちもありました。ブロックという一つの治療法に効果があるかどうかを評価することは大事なことですし、ご本人にとってもそれをご自分で確認することは大事だと思っていました。言い方を換えれば、ご自分の治療にちゃんと納得できていない人に、そこを無視して何をしても無駄だろうと僕は考えています。リハをスタートするにもそれはすごく大事なことだと思います。で、僕は麻酔科医でもないし整形外科医でもないわけですから、ある意味、本音が聞けたかなって思います。

三谷●そうですね。私も構えないでしゃべってましたね。ブロックしてくれないって愚痴を言ってましたね。それが一番気にしていたことでしたから。帰りにぶちぶちぼやいて気持ちを軽くして帰るところだったかもしれませんね、あの頃のリハは。

江草●自分がこれから受ける治療に患者さんが懐疑的というか、ネガティブな感情をもってしまうとうまくいく治療もうまくいかないということもあるでしょう。だから僕も僕なりに麻酔科や整形外科のドクターが考えていることで疑問があればできるだけわかりやすく翻訳して患者さんに伝えて、逆に患者さんから聞いた言葉はできるだけ医学的に解釈していくつもりだったんです。病院ではこんなことが第三者の力として大事なことでもあると思います。もちろん僕は医師ではありませんから、できることには限りがあります。でも三谷さんから聞いたお話は基本的にカルテに書いておきました。「ああ、三谷さんはこんなことを考えてるんですね」ってそのカルテを読んでくださったドク

ターもいらっしゃいました。

三谷●そうそう。麻酔科のドクターも診察を始める前に毎回、毎回、整形やリハのカルテをこまめに読まれてました。…その後、ようやくブロックを受けて、足の状態はぐんと良くなって、でも痛みはとれないしっていう、頭がパニックだった時…その頃なんですね、リハで衝撃を受けたというのか、江草さんの思うつぼにはまって驚いたのは。足の問題だけじゃなかったって。今思うと、「幻肢痛」のことを知ってたというのも、驚きから何か問題の捉え方が変わったきっかけに役に立ったのかもしれませんね。

江草●うん。その、知識を知ってること、知らないことって患者さんそれぞれにあるんですけど、知ってたとしても知らなかったとしても、それがネガティブに働くかポジティブに働くかは、その時の価値づけ次第だと思うんですね。三谷さんはもともと養護教諭をされていて、解剖学の知識もあるわけです。その知識をポジティブに使うにはどうすればいいかって考えた時に、ある意味、そういう知識に矛盾しない理路整然とした説明をしたほうが納得されるんじゃないかと思ったんです。幻肢痛の話から入って、痛みを感じるのは身体のどこなのかを考えてもらうということもそうです。無い足が痛くなるっていう現象を説明しようと思ったら、脳の話は持ち出しやすいし、三谷さんも考えやすいわけですよね。

三谷●ええ。無い足が痛くなるなら、きっとある足が無いと感じても痛くなるんじゃないかって。「これは幻肢痛の逆？！」って思ったんですよ、目を閉じると自分の足先に気づけないとわかった時に。

江草●そうそう。だから三谷さんにはそれが脳の働きのせいだと「腑に落ちて」もらえたことがリハビリテーションを進めていく中でとてもポジティブだったと思うんです。

三谷●その時ですね、右足の感じを頭の中で左足に移して、それから左足が動く感じを予想した後に左足を感じる課題をすると、痛みが減ったんです。「あ、そうか！」って。…つまり無いと感じる足がまたできれば…左足のことをちゃんと感じられるようになれば、痛みがなくなっていくかもしれない、動かせるようになるかもしれないって思ったんです。ブロックの直後に立てなかったのはブロックの影響だけじゃなかったんだと思ったんですね。で、そんな感じで入院の2週間が過ぎていって、最後の頃には足を床につけられるようにはなって、車椅子

に座ったまま足こぎで動けるようになってました。麻酔科の若いドクターが万歳してくれましたね。でも杖につかまってなんとか体重を支えることはできたけれども、立ち方はわからないままでした。

江草● あの時は退院して家に帰っても車椅子おかあちゃんでしたっけ。確か、そんなふうに自分のことを呼ばれていましたよね？

三谷● 車椅子おかあちゃんでした。子ども達はがっかりしてて、切なかったですけど。おかあちゃんは足が治ったから退院してくると思ってたから。でもなにか希望が開けた気分でしたね。神経ブロックで確かにむくみは消えて足の温かさは戻ったから、神経が関わっていることは間違いないけれども、痛いのはそのせいだけじゃない、絶対に頭も関わっているということが見えたからです。「脳トレ」って言葉はその時から使い始めたんです。「リハ室に行って筋トレしてるって思ってるでしょ。違うのよ。脳トレしてるのよ」って病室の人達に話してたんです。退院した後、リハビリには毎日通ったでしょ。家から病院まで2キロくらいで近いですけど、でもよく毎日通えたと思います。それはきっと、これは良くなっていくということじゃないかって初めて感じることができたからだと思います。人間って効果があるとがんばれるじゃないですか。あの頃はリハをやってる1時間の中で、来た時と帰る時とで必ず何かが変わっていたんです、良い方向に。痛みはまだ前面にありますけど、でも足が軽くなってそれが楽になっていく感じでしたし、江草さんに言われたところに気をつけると何かがわかるんです。逆に、聞かれないとわからないんです。あの頃は毎日通うのは大変だったけど、行けば何かが得られるという感じで楽しみでした。

江草● その時はスポンジの課題がほとんどでしたね。とにかくわかっていないということをどうやってわかってもらうかっていうことを考えてましたし、僕にもわかってないことがたくさんありました。だから二人ともわかっていないことは何なのかをわかるための手続きがスポンジだったり、あと、床の粘土でしたね。床に粘土で何か形を作ってそれを足でなぞってもらってから隠して、その形を紙に描いてもらうってことをやりましたね。まあ…種明かしすると、その時に読んで強い印象をもった論文がそんな論文だったんです。シマンスキーという学者がいて、彼が整形外科疾患の患者に同じような課題をやってもらうと形が描けないっていう結果が出てきて、整形外科疾患の患者さんにも小脳の問題が出るんじゃないかという論旨だったと思います。ただ、

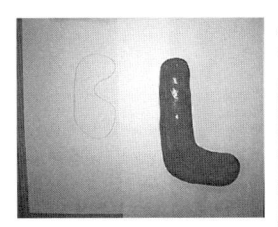

足で粘土の形を探索する課題。右足では正しく形がわかるのに、左足ではわからない。

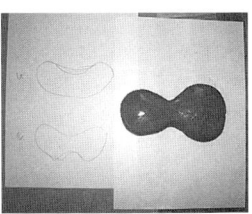

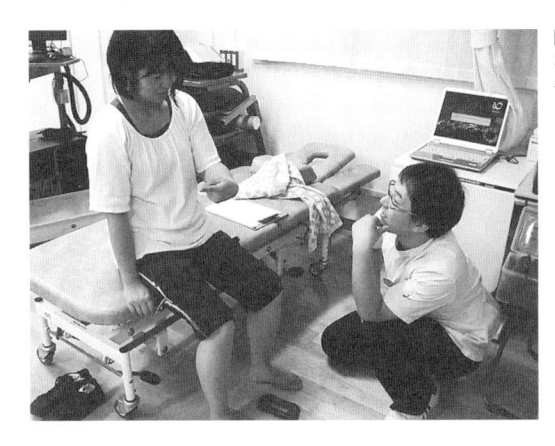

「問われてはじめて、気づけること」
その経験を積み重ねていく。

　本文では手の整形外科的疾患だったんですけどね。結果は三谷さんの場合も予想通りで、できなかった。僕もペインに関する知識が少なかったので、こっちもその結果にはとても驚いたんです。
三谷●足を動かしてもらうとそれが何かを辿っていっていることはわかるんですけど、最終的にそれが頭の中で形としてまとまらないんですね。蟻が歩いた跡みたいな線でした。
江草●足全部を使うこともできなかったから、あの時は踵でやってましたね。右は指でやっているのに、なんで左は踵なんですかって聞いたら、三谷さんは「えっ？」って驚いてましたね。形を探るにはどこを使うのが一番わかりやすいですかって聞いたら「指先ですね」って答えてるにもかかわらずね。
三谷●そうそう。だから、自分で気づいていないんです。右足と同じようにやってるつもりだったんです。わからないんですよ、自分でその場所を使っていないっていうことが。

江草●たぶん運動の方略というか、立ち方がわからないっていうこともそうなんでしょうし…その時に考えていたのは、感じ取れない足というのは頭の中にその場所が潜在的に無いということなら、無いものは使えないので、三谷さんもあるところだけで運動してるんだろうということです。無い足で動くことは無理なので、無いものをどうすれば在るものにできるかというのが最初の課題でしたね。

三谷●でも不思議ですね、言われないと気づかないっていうことが。つくづく不思議だと思う。

江草●本当、不思議ですね。自分の身体なのにね。それだけ普段、自分の身体というのは意識して使ってないんでしょうね。でもそれはちっちゃい時からの経験を通してただそれを考えなくなっただけで、たぶんそうやって脳のいろいろな部分が協力してやっている時にそのある部分がなくなってしまったということなんでしょうね。あの頃の三谷さんのおっしゃることは痛みというよりも「嫌な感じ」という表現に変わってましたね。痛みがというより嫌な感じがちょっと減ったっていうような言い方で。

三谷●痛いという感じが本当に少しずつ、たとえば100だったのが99になり、次の日に98になるっていうような…

江草●たとえば濃いコーヒーに少しお湯を足すと、コーヒーの味そのものは同じだけどそれが薄まっていくっていうような、ううん、コーヒー味がコーヒー風味になっていくような…

三谷●ああ…痛みのない状態を水とすればそんなことかもしれない。普段暮らしている中で痛みというものはないとすれば自分の身体のことなんか透明なんですよね、でも痛みがあると自分の身体は痛みの色に染まるんです。で、リハをやっていくうちにその痛みの色がだんだん薄くなって透明になっていく状態というのを自分の身体が見えてくるとするなら、そうですね。

江草●感じられるべきものが痛みの前面に少しずつ増えてくるというのか、その時より後の頃の表現では、すりガラスを通してものが見えるようなぼんやりしていたものが次第にすりガラスの曇りが薄くなってきてはっきり見えてくるっていう感じですね。

三谷●ああ、そういう感じで言えば、痛みをとるためにリハをしているんじゃなくて、リハでわかることが増えてくると痛みが減っていくという組み合わせでいつもものごとが進むという感じです。それが進んで

くるとなんとなく身体が使いやすくなってくるという感じですね。
江草●それがお互いに見えてましたね。
三谷●目に見えて、日に日に…あの頃に忘れられないのがあの足の写真です。足をいろんな方向から撮った30枚ぐらいの写真。これを一枚一枚見て、それが右足か左足かを考えるっていう課題でした。
江草●足のメンタルローテーションですね。これをやると簡易的に運動をイメージする時と同じような脳の部位が働いて、結果、痛みが減る可能性があるっていう知見の応用ですね。当時、これを手でやる課題で効果が出てるっていう知見はあったんですけど足でやるとどうかっていうものはなかったし、でも、ひとまずやってみようと思ったんです。
三谷●その時はお盆休みでリハが少しお休みになるということで、宿題でしたね。それがぜんぜんわからなかったんです。30秒見てもわからない。こっちに外くるぶしがあって、こっちにかかとがあって、ここに足の親指があるから、これは…って考えているうちにわからなくなってくるんです。それを横から見てた、当時小学校一年生だった娘が、右足、左足、右足、左足ってさっさと分けていくんですよ。ああ、私の脳ってやっぱり変なんだって、触覚以外のところで初めて感じた課題でした。娘は解剖学的な知識なんて何にもないのにすぐわかる。ところが私はその写真を30秒見ても、それが右足か左足かわからない。そのうち気分が悪くなって、車酔いみたいな吐き気がしてきてやめる…って、あれもけっこう衝撃的でした。
江草●とりあえず表面的な触覚が整ってきた後の段階でやっとできる課題でしたね。ある程度、足にスポンジがつけられるようになった時は、目を閉じて左足のことを考えるだけで痛かったわけで、そういう状況で運動イメージの課題をやると痛みが増悪するという報告がありましたから。脳の感覚情報を処理していく階層性を考えるとまだそうしたイメージを想起させるという課題ではなく、ベースとなるものが感覚野

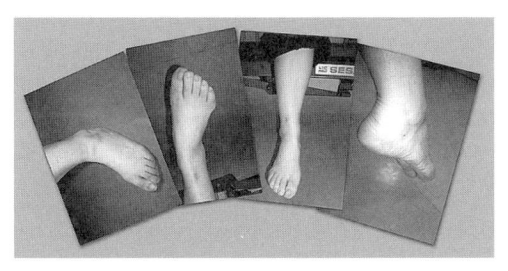

メンタルローテーション課題。「右足」の写真なのか「左足」の写真なのかをなるべく早く答える課題。

に入って、その後、視覚とか体性感覚が統合され、その後が運動イメージだから、まずはそのレシピ通り、自分の身体たらしめるベースの感覚をしっかりやるべき時期だということは考えていたんですが、認知というのは統合なんだから、痛みの変化を見ながら運動イメージ課題も加えていこうと考えて、それであんな課題になったんですね。結果としては痛みが増すことはなかったので、じゃあ本格的にやってみようと、僕にとっても治療の考え方が一歩前進したことでもあったわけです。

三谷●そこに問題があることがわかったから、吐き気はするけど、笑いながらやりましたね。

江草●笑いながらやってましたね。あの頃からですね、やってる二人の間で共通言語になったのは「頭が疲れた感じがしてきた、脳が汗かいてきた」とか。その頃でしょ、夏休みの終わり頃、歩けたのは。

三谷●そうそう、数歩でしたけど歩けたんです。泣きましたね。

江草●泣きましたね。覚えてます。

三谷●江草さんに杖を取り上げられて、にっこり笑って「はい、ここまで来れますよ」って。

江草●なんで今日はいけるって思ったのかな。自分でもそれがなぜかまだ内省できてないけど、その瞬間はいけそうな気がしたんですよね。

三谷●車椅子だった頃に自分の歩いている姿がイメージできますかって聞かれたことはありましたね。その姿らしいものが映像では頭に浮かぶんですけど、自分の身体が動いている感じについてはまったくわからなかったというか、消えてましたね。それこそ自分だけのもののはずなのに、消えるんですね、それが短い間に…ということは、発症してから長い時間経っている人はそれだけリハビリも難しくなるっていうことですか。

江草●ああ…その痛い自分という経験が長く続いていくってことは絶対によくないことだと思いますね。

三谷●私の場合、早いうちにリハビリにとりかかれたけど、それでも最初の頃、江草さんに普通にちゃんと、痛みもなく歩いている自分を思い出してみてと言われた時、まったく思い出せなかったです。

江草●そうですね。三谷さんの場合、それが思い出せたきっかけってどんなイメージでしたっけ？

三谷●海ですね。砂浜。だって普通に歩いている時って自分の足なんて意識

しないじゃないですか。それが砂浜だとちゃんと足元を見るし、足の裏の感触も意識するし…だから、砂浜を歩いている感じからはいろんなものが思い出せたんだと思います。気持ちよかったり、踏みしめている感じを覚えていたりで。その記憶は思い出せたんですね。

江草●そうでした。でもそれを探すのが一苦労でしたね。

三谷●一苦労でした。あれで発症して数か月でした。あれが一年も経っていたら思い出せなかったのかなあ…

江草●そんなふうに消えていたものを一緒に探していたんでしょうね。認知神経リハビリテーションでは評価から治療目標を立てていくことにはきちんとした手順があるのですが、僕の場合、こと三谷さんについては歩行と痛みの回復のための大きな方針は大事にしつつも、その日その日に伺ったことから課題を見つけていくということを大事にしていました。それを少しずつ続けてきて、歩くために探すべきものがかなり揃ったという直感が働いたということでもあるんでしょうね。

三谷●直感って不思議ですよね。私も、うまく説明できないけど、リハが進んでいく中で、これはできるんじゃないか、っていう直感が働いたことは何度もありました。…それから、ちょっとずつ歩ける距離が伸びていきましたよね。リハ室を一周ぐらい歩けるようになって。でもその時にも、左足は自分の中でもできてきたんですけど、まだ骨しかないって感じでした。立って目を閉じると左は骨しかない。あの感覚って今でも覚えてます。立つと、足の裏が吸盤みたいに床に吸い付くような…。足ってぴたっと床についていても、感じている情報がかかと側と指先側で違うじゃないですか。アーチになってるから。それがまったくわからなかった。のっぺらぼうの足の感じ。それから平行棒で膝と足首と腰の位置関係がわからないとか。とりあえず動かして身体を支えるということはできてたけど…

江草●静的に自分の身体を捉えるところまではできてきたけど、動きの中でそれを認識できるところまではまだやれない状態でしたね。足のつま先に体重を載せることができなかったでしょ。つま先のイメージというのが最後までなかったじゃないですか、自分の身体を感じてみる時に。

三谷●そうそう。なかったですね。

江草●だからそのつま先に体重を載せると急に違和感が出てきて左足を後ろに引けなくなって。で、そんなふうに足を後ろに引かないように小股

で歩くと、そんな具合でしたね。
三谷●よちよち歩き。でも、家の中ではそれで用事がいろいろできるようになってきて、台所でも椅子を用意して立ったり座ったりしながらいろいろできるようになりました。これって、言ってしまえば本当に義足のようなものだったのかもしれないって今は思いますね。
江草●それって面白い表現ですね。確かにそうだ。
三谷●膝の下に棒がある感じ、とりあえず棒ができて身体を動かしたりすることを支えてくれるものはできたって感じですかね。だから後はトレーニングして肉づけしたらいいのかなって。…あの頃から私の中では、後は訓練的なものでなんとかなるんじゃないかという思いがわいてきたんです。後はパワーだって。不整地を歩けなくなるのは足の筋肉がついてないからだろうと。
江草●そんなふうに三谷さんが考え始めていることはわかっていました。訓練に集中力がなくなってきて何か違う、おかしいなって、この人はきっと今やっている課題とは違うことを考えているなってことは伝わってくるわけです。で話をしていくうちに筋力の話をされたでしょ。筋肉がやせていることは事実だったから。だからそれは止めろというよりもやはり、三谷さん自身が効果や今後の治療方針を納得するしかないなと思ったんですね。
三谷●その頃私が思ってたのは、今度こそもう一度、効果の長いブロックをしてそれが効いている間に筋トレをして元に戻そうってことだったんです。あの頃、どうしても海へ遊びに行きたくて行っちゃった後、絶不調の時、外来で今度は持続じゃなくて一回限りの大きな注射でぶすっと…大腰筋筋溝ブロックというのをやってもらって、それがすごく効いたんです。冷たく固まってた足にすーっと体温が戻って、痛みが引いたんです。そのブロックを外来で何回かやってもらってそのたびに効果が出たんです。今度は痛みがある時にブロックをすると痛みが緩和されるというか、そんな状態になったんです。不思議でした。CRPSはその時期によってブロックの効果があったりなかったりするということは麻酔科のドクターから聞いていたから、今がその時期なんだとしたらもう一回入院して、神経破壊でもやってもらって…その間に筋トレすれば治るんじゃないかって思ったんです。足もちゃんと頭の中であるし。歩けるけど強い負荷がかかると痛くなるってことは絶対に筋力不足のせいだって思ったんです。なんでそんなこと思った

のかわからないけど。で、そんなことをドクターに話して、腰部交感神経節ブロック…神経破壊を検討することも考えて、2回目の入院になったんです。

江草● そうでしたね。

三谷● その時も麻酔科のドクターは慎重に、とりあえず最初と同じ持続ブロックで1週間様子をみましょうって。今度は1回目の時より設定を緩くして、筋トレをしてみたらどうでしょうかねって言われました。それで背中にカテーテルを入れたまま自転車のチューブをもらってそれをはあはあひっぱったり、階段を上がったり降りたりとかね…治りたかったんですね。

江草● 三谷さん自身が納得することをサポートしようと思っていました。やった後は少し痛いけど寝れば治るからって。だからエルゴメーターをやって、四頭筋訓練もやって、重錘負荷をかけてスクワットもしましたね。

三谷● やりましたね、スクワットも…もう馬鹿ですね…それだけやっても筋肉がつかなかった。…それに、ブロックでとりあえず負荷をかけられるようになって気づいたんですけど、うまく言葉で言えないんですけど、何か、感じ方が左右で違ってたんです。目を閉じて感じる力の方向とかが違う。何かがおかしいと感じていた時に、今後の話をしましょう、って感じで麻酔科のドクターに呼ばれたんです。そして、結局、神経破壊はしないということになったんですね。「カテーテルを抜いて退院とします。リハを続けて下さい」と言われました。

江草● 告知されたのもあの入院の時でしたね。

三谷● そうですね。「もう治りません。気持ちはわかるけれどもこれは治りません。ここまで良くなったのもすごいことで、これ以上侵襲の大きい治療は良くない面のほうが多いと判断します、この状態を維持できるようにがんばりましょう」って。治りたいと必死に思っていた私の気持ちに医師としてはっきりと釘を刺して下さったんだと思います。

江草● その告知をしようという話は入院されていた時の担当の先生とも意見交換をさせていただいていました。

三谷● そうだったんですか。私の必死さが伝わっていたんですね。どんな話をされたんですか。

江草● 告知をするということは、その時にもう1年近く経っていて、医学的な見地からみてCRPSに完解、完治という報告が当時の報告には少な

く、良くなったという例は聞くけども痛みは残る場合が多く、基本的には痛みに囚われずに日常生活をしっかりと過ごしていくことが必要だと、そんな判断がまずありました。リハとしては可能な限り痛みを取り除くために自分の身体を自分のものとして感じることで動きがよくなるということを目指しはするのだけれども、悪い意味でのあきらめがつかないという状態に患者さんをおとしめてしまうことによって、医療者がその人を患者にし続ける可能性を秘めていて、結局、治らないものに向き合えない。いつか向き合わなければいけないんだけど。これは痛みの治療に限らずこれまで障害の治療を通して関わってきた患者さんたちで予後が悪かった人達に対しては、実はきちんと告知がされていないことが多かったのです。医療者が簡単な気持ちで「いつかは良くなりますよ」って言うことが、それは患者さんにとってはある意味では励みになります。ただ今ある痛みを完全にとってしまわないと困るとか、それが治るということに対する囚われになってしまうことに繋がる、それではいけないっていう反省もあるんですね。今の三谷さんであれば告知に耐えられるだろうから、告知をして、その後のフォローはリハビリでもお願いしますと、そんな流れですね。

三谷●リハビリが信頼されているんですよ。

江草●というより、ちゃんとしたことをやろうとするなら、ペインに対するトータル・コーディネーションというものは麻酔科だけとかリハビリ科だけでは成り立たないことなので、その全体を見て、主治医がまず事実に基づいた正確な説明をすることが大事ですし、ペイン・リハビリテーションはそれを入り口に始めるものなんだという理解が互いにあるわけですね。…この告知の時の話は三谷さんには初めてすることなんですが。

三谷●そういうことがあったんですね。

江草●ある意味で、治らない、今の状態が最善だということを前提にできることをやっていく中で、もしそれでも良くなるところができてくればラッキーだと感じると思うのです。反面、どんどん良くなると信じているものがなかなか治らないということは患者さん本人にとってすごいストレスですよね。でも治らないというどん底で、それでもたとえば先月よりいいよねとか、あの時よりいいよねって、そういう形のほうが三谷さんを精神的にも支えることができるんじゃないのか、というのがその時のリハビリ部門の判断でもありました。

三谷●私も、診断がついた最初の時にこれは治らないと思ったんです。自分でもいろいろと調べて病気の知識はあったし。ところが予想に反してどんどん良くなってきて、ここでもう一歩、自分ががんばりさえすれば治るんじゃないかって思ったんですね。それがあの入院してた時だったんですけど、ドクターに呼ばれた時に、私、なんとなく察したところがあったんです。で、「この病院で、この病気が治った人はこれまでにいたんですか？」って質問したら「いません」と言われました。「全国的に見ても治ると言える病気ではないです。ここまで良くなったのは素晴らしいことですけど」と。「方針を変えてみませんか？」って言われて…その場はわかりました、って言ったけれど、部屋に戻って泣きました。その時、同席しておられた麻酔科の若いドクターがそっと様子を見に来て下って…。その先生は「僕も病気の経験があって…病があっていろいろなことをあきらめなければならないそのつらさは僕にもわかります」っておっしゃって。二人して一緒に泣いたんです。医者は患者と一緒に泣いちゃいけないって言うじゃないですか。そんなの嘘ですよ。…あの時の涙がまた大きな転機だったんですね、きっと。ちょっと穏やかな気持ちになって退院しました。

江草●その時だったですね、リハビリをいつまで続けますかって聞かれたのは。

三谷●そうですね。江草さんに対する熱い思いが一時、少し醒めましたかね。あはは…

江草●あはは…それが感じられましたね。でも、治らないのにいつまで続けるんですかっていう気持ちは当然ですから、その質問は当然のことです。

三谷●ずっと病院通いをしているわけにはいかないですからね。これから子どもたちも大きくなってお金もかかってくるし。気持ちをちゃんと切り替えようとしてちょっととんがってたところもありましたね。それから身障者手帳を申請したいですとリハ部のドクターに申し出たら「できると思います」って素直に言われた時には、また「ああ…」って実感がきました。…で、自分用の高級ロフストランド杖を買いました。買ったら治らないと思って、ずっと買えないでいた杖を買いました。

江草●障害を抱えた患者さんがどういうふうにして自分の人生に向き合うかという意味ではとても重要な時期だったと思います。僕らセラピスト

が治療を諦めているわけじゃないということは、ただそれを口で言ってもその重要な時期には患者さんの心に響かないものです。だから三谷さんを良くするということで諦めの気持ちを抱いたことは一度もないんですけど、一方で、この人を治せるという確証がなかったことも正直な気持ちで、そんな状態で患者さんを治療に縛りつけてしまってはだめだと。だから治すことはできないけれども患者さんには現実的に生きてほしいわけで、だから身障者手帳かなと、そして運動療法の終了も考えなくてはいけないということでした。でもね、ここまで良くなってきたことをまずは認めないと、今の痛みというものが明日にも良くならない、来週にも、来月にも良くならないということがネガティブなループに入ってしまうと思います。僕の知ってる範囲内のことではあるけど、患者さんってこれまでやってきた自分をポジティブに認めることができない人が多くて、そうやって自分を否定的に考えることでどんどん悪くなっていく人がたくさんいらっしゃるんですね。そうなってしまうとそれまでやってきたことが全部無駄になってしまうこともあって…

三谷●…わかる気がします。きっと、周囲から何気に言われる「がんばれば良くなる」という言葉を「良くならないのは自分のせい」って考えちゃうんです。だから、あの時、ドクターから「治りません」とはっきり言われたということは辛いことではあったけれど、これはがんばっても治らないものなんだと、自分を許すきっかけにもなったのかな…。そのせいか、初めて、気持ちが外へ向きました。これまで自分がやってきたことを書き留めておきたいという気持ちが出てきて、ブログを始めました。それまでもノートに書きなぐってはいたんですけど、伝えたいという気持ちが出てきたんです。この病気はどんどん悪くなる一方だけじゃない、こんなリハもある、こんな体験もあるっていうことを誰かに伝えたいって。「誰か」っていうのは私と似たような

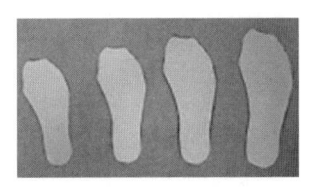

視覚訓練のための足型。自分の足の大きさのイメージと実際を照合する課題。

境遇にいる患者さんたちのことが漠然と頭の中にあったんですけど。…このリハをいつまで続けますかって聞いた時に、江草さんは「まだやれることはたくさんある。僕の知っていることをすべて出し切っても症状がいいほうにいかない時は、僕のほうから打つ手はなくなりましたって言います」って言ってくれたでしょ。

江草● それが素直な気持ちでしたね。僕としては三谷さんが砂浜で撃沈されたことを踏まえて、もう一度原点に戻って丁寧にやる必要を感じたんです。それまでは立位の訓練が多くなってきていたのを、もう一度、座位に戻して足関節の課題を増やしていったんですが、こんな方針が見えたことも「まだやれることはたくさんある」っていうことの根拠にはなっていました。足関節もそうですし、本当に足底の感覚がわかるのかということももう一度確かめていこうと思いました。

三谷● ああ、それであの足型の課題だったんだ。

江草● そうそう。で、意外とまだまだ足がわかってなかった。

三谷● なんにもわかってなかった。

江草● できると思ってたけど、お互いにまだまだでしたね。

三谷● そうでしたね。形としては人並みに歩けるようになってたから、後はパワーの問題だとばっかり思ってたけど、肩の力を抜いてもう一回チェックしてみると、わからないことだらけでした。

江草● 「僕」というセラピストにとってもいい経験でした。普通に歩けているように見えて実は歩けてないなってことがわかった。だから一つずつ確かめていったんです。

三谷● いろいろやりましたね。あの分度器が付いた道具でやってみると実は「水平」ということがわかってなかったし、膝から糸を垂らして膝の真下にきたら足を止めるっていう課題をやってみると「垂直」という

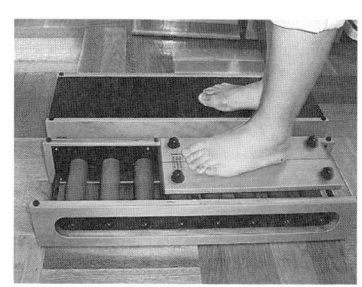

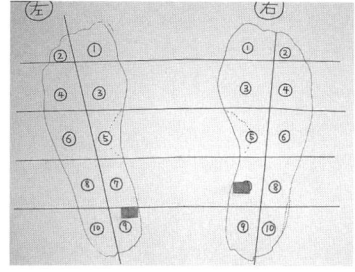

さまざまな訓練課題。

こともわかってなかった。ローラーに乗って足を前後させたら、普通は体重が前後するのがわかるはずなのにわからないとか。チェックしていくと、歩くことに必要なことでまだわかっていないことがいっぱいあった。足の裏にちっちゃいものを置いて踏んでみると、そもそもそこに何かあるっていうことがはっきりしないってところからだんだんそれがある場所がわかってくるようになっていって…

江草●足裏を4分割くらいに大きく分けて始めましたね。ピンポイントでその位置がわかった時って、嫌な感じがするって言ってましたね。

三谷●そう。それがわかるって感覚がとても嫌な感じで。

江草●セラピストとしての目標は、不整地だから歩けないとか長時間やるとだめになるということの背景には、やはりなにかしら足りない情報があって、情報が足りないまま歩くから異常な感覚が蓄積された結果として不安な感じ、嫌な感じが出てくるんじゃないのかなという仮説で、じゃあその嫌な感じを消すためにはもう一回細かく丁寧に感じることをやってもらえば良くなるのではないかと、そんなことを考えながらやっていたんです。足りない情報ってなんだろうって考えながらね。

三谷●うん。形だけ動かせていても、だめなんだって。

江草●その後、僕の中で大きな転換があったと思うのは、それまで自分の左足が嫌いだと言っていた三谷さんがその左足を自分の一部として受け入れるようになってきたことです。

三谷●こいつが言うことをきかない、切り落としたいとか、ずいぶんきついことを言ってましたからね。

江草●自分の左足に対する価値観が変わるということは、僕にとっては治療の上で大きな転換でした。

三谷●あの年にパラリンピックがあったでしょ。義足の選手が走っているのを見てすごくうらやましくて、いっそのこと左足を切り落として義足を付けたほうが歩けるって心の底から思うくらい左足が大嫌いでした。

江草●原因を他者に押し付ける、依存すると気持ちが楽になるっていうこともあるでしょうね。遅刻したのは起こしてくれなかったせいだとか…起きなかった自分が悪いのに。痛みの原因を足のせいにするという言い方ができるかどうかわからないけど…

三谷●たぶん一心同体だとつらすぎるんですね。こいつが悪いのは自分のせいだと思うより、こいつのせいで本来の自分じゃなくなったと思うほ

うが楽ですね。

江草● 本来、痛みそのものという現象が邪魔だったのに、痛みを感じてる身体自体が嫌になったということかな…自分の身体が嫌いでいるということは幸せなことじゃないですね、それが痛む身体であったとしても…おそらくそんな状態であれば左足を感じるための訓練にも限界がくるだろうなって、最初に考えていたのはそれくらい漠然としたことだったと思います。嫌な感じをもつ対象があくまで足に向いている状態だとそれを感じている脳の働き方を変えていくことはできない、これは価値観を変えることなんだと、そんなふうに考えていた時、じゃあ、その価値観を変えるにはどうすればいいかということでは、何か大きな情動的な変化を起こさないとその先に行けないと思ってたわけです。その頃、自分の中で問おうと思っていた問いがずっとあって、自分の足が嫌いとおっしゃる三谷さんに自分の足を好きになってもらうためには、痛みという現象と自分の身体というものをなにか離す手だてがないかということがあって、それで三谷さんに聞いてみたんですね。左足をどう思うかって。

三谷● 「左足の気持ちってどうなんでしょうね」って、ぽつんと聞かれましたね。深刻なふうでもなく、何気に言われましたね。だったから「え？あっ！」って、この足は私だったわって。…スキを衝かれたって感じでね。

江草● あれから左足をかわいがってくれるようになりましたね。切り落としたいって言わなくなったし。

三谷● 本気で切りたいって思って整形のドクターに相談したこともあったけど、それを思いとどまったのは「切っても幻肢痛になる」って言われたからでした。切っても痛いんなら同じじゃんって、あはは…擦れてましたね、あの時の私は。

江草● 擦り切れてましたね。…どういうふうに表現していいかわからないけど、一般論としても人は自分の身体に対する慈しみとか愛おしさというのはあって然るべきだと思うんです。だからあれは僕としても会心の一撃だったかなって。

三谷● もう帰る時間になってた時に、軽く、何気ない言い方でしたね。それで虚を衝かれた感じで。

江草● 心を込めて言ったら嫌がられるかなって。

三谷● 確かに。重く言われたからウザイと思ったでしょうね。そんなことわ

かってるわよ！ってね。

江草 ● それに気づいてくれれば、当面は大きな変化ではないにしてもちょっとずつ歩く距離が伸びていき始めましたね。それでも階段の上り下りは最後までしんどくてね。だから階段を楽に上り下りできるようになることをリハのゴールにしようとか、そのつどで適切だと思う落としどころを考えてました。…あの頃になると二人もやっと共通の理解が得られるようになったというか…

三谷 ● はい。

江草 ● この頃というのは、痛みというより嫌な感じだったり、疲れたりっていう形に目の前の問題も変わってきてましたから、それを解決するために足りないものを探していこうという目的はお互いに持てていたと思います。それが1年くらい続いたですね。三谷さんは冒険してくれる人なので、やってダメでしたねっていうこともよくありましたね。

三谷 ● そうですね。私って懲りないしね。

江草 ● 海岸の岩場に行って貝をとってきたら痛くなったとか…でもその割り切り方というのがリハビリを加速させたところがあったんだろうと思います。この頃から三谷さんがとても変わってきたのは、自分でいろんなことを試すようになったでしょ？　三谷さんはブログを書くことでご自分のトライ・アンド・エラーを整理されていたでしょ。このリハ室でエラーを見つけるだけではなくて、家に帰っても考え続ける中でエラーをさらに見つけるようになってきたじゃないですか。家に帰ってこれやってみたら何かおかしかったとか。家に帰ってもスポンジを踏んでみるようになったというのは大きな変化でしたよね。

三谷 ● ああ、そうですね。壁に手とか足を当てて「手の真下に足があると思う練習」とかね、変なことをやってました。「お母さんは変なことやってるけど、これはリハビリだからね」って子どもには言ってました。目を閉じてじーっと座っている、でもこれは寝てるんじゃなくてリハビリだからとかね。あはは…。宿題でしたしね。

江草 ● ああ、宿題ですね。うまく見つけられる時、見つけられない時もあったけど。宿題やる子はきっと伸びるんですね。

三谷 ● 足形の絵の上に消しゴムを置いて、それ踏んでみたりね。いろいろやりました。目で見る足と目を閉じて感じる足の違いにびっくりするだけじゃなくて、なんでそう感じるんだろう…？と考えることが楽しかったです。たとえば…左足の下にあるものが実際より大きく感じ

るってことは…足関節がこうなって、ふくらはぎがこうなってるから…とか。パズルを解くような気持ちでした。…治らない前提なら、大事大事に暮らすよりもいろんなことをしたい、っていう思いも強くなってきて、江草さんに断りもなく勝手にいろいろやっちゃいましたよね。ははは…

江草●日常生活を拡げるという意味でも、生活を拡げるのに本来はセラピストの許可なんかいらないわけだし、あはは…で、そんなことに囚われることなくいろいろとやってましたね。

三谷●で、その事後報告を聞いてもらったわけです。ラジオ体操しちゃいました、ボーリングやっちゃいましたっていうのもありましたね。あはは…

江草●でもいろいろやってくれるから、ある動作をした時にこんな感じがしたっていうことを聞いて、そこから訓練でやる課題を考えてみようということでやってましたね。

三谷●はだしで砂浜を歩いたら左足の足跡だけがのっぺらぼうだった、とか

江草●それはどういう意味だろう、とか

三谷●それってどういうことって自分でも考えるようになった、とか。これまで歩けた、歩けなかったくらいのおおざっぱだったことが、足跡が違うということは体重のかけ方が違うからなんだろう、じゃあ、左右同じ力にするために何がわかってないといけないのか、とか、そんなふうに自分で考えるようになりましたね。

江草●そうすると訓練のヒントも増えるので課題が立てやすくなったり、それを三谷さんが実際に感じながらやれるということでセラピストにとってもいい状態でした。

三谷●こういうことをずっと続けて、ちょっとずつできることが増えていって…紆余曲折があったけど、杖も外れたし、就職もできたし、いつの間にか、見た目は普通に生活できるようになっていきましたね。

江草●そんなことをやっているうちにリハビリの終了ということが大きなテーマになってきました。その時に一番大きな問題になったのは、何か起こった時にそれを自分でコントロールする方法というか、調子が悪くなった時の対処法だったんですが、現実にそれはまだあれこれ検討できる段階ではなかったですね。

三谷●そうでしたね。不調の時は江草さんに原因をチェックして戻してもらう、って感じでした。でも当時はそれが自分の問題だとは気づいてな

かったです。あまりにも江草さんの存在が当たり前になりすぎてたのかな。…自分にとって、リハビリの終了というのは、元通りになるということではなく、いつか来るであろう…自分の回復の限界の日という感じで思っていました。あの頃は、緩やかだけどそれでも伸びていった時期を過ぎて、毎回成果があがるような状態ではなくなってきて、機能的には見た目でも止まってしまったなって思いがあって、頭打ちになってきたのかなという感じもありました。長時間やるとつらくなるとか、階段で足先から一足ずつ下りるのがなかなか上手くいかなかったりとか…

江草●どうしても足趾がうまくいかなかったから。

三谷●そう。で、だんだんなんとなくリハ室に行きづらくなってきたんですね、私。見た目は普通で、ただ動かしにくさと、どうしようもない痛みだけが残ってるっていうのは、結構しんどかったです。気持ち的には、杖を持っていた時のほうが誰から見ても「足が不自由」ってわかってもらえるから楽だったかな…。そろそろここまでかなって思い始めていた頃に江草さんの育児休暇があって、じゃあこれを機会に終了かなって思い始めたんですね。

江草●その頃の三谷さんの問題点として前足部に体重をかけた時に嫌な感じがするということはわかっていて、そういうことが無くなればまだまだ楽になるだろうという考えはあったけれども、課題を通して互いが目に見えて明らかに改善してきているような感じが止まってしまって、どうしようかっていう状態がありました。

三谷●そうすると保険診療で続けるのもつらくなってきますね、見た目の改善がないと。だからこのあたりが落としどころなのかなって思いました。きっとここなんだろうな、私の限界というのはって。で、そこで、リハは終了ということで。

江草●別れたカップルに似てるのかもしれませんね。未練も少し残しながら現実的な答えを出すっていうのがね。その時は互いに納得したことにはしたけどもって。あはは…

三谷●あはは…。おかげさまでここまで良くなりました。ありがとうございましたって…。これでリハも終わったし、後は自分の力で上手にこの病と折り合いをつけて生きていこうって。

江草●…それから4か月でした。

三谷●そう、布団の下に置いてあったアンカを踏んで、足首をグニッと。普

通の人ならねんざと言われるようなものでもないことから歩けなくなっちゃったんです。それで押し入れの奥から杖をひっぱりだして、仕事休んでやっとのことで病院に行きました。つらかったですね、あれは。…大怪我ならしょうがないと思うんです。普通の人ならなんてこともないことでなんでまた杖がいるような状態に戻ってしまうんだろうって…積み木を積み重ねてきてそれがガシャンと崩れてしまったようで…で、麻酔科に行って「悔しいです」って。ドクターはうなずいて、それ以上何も聞かないですぐに江草さんに電話してくれました。

江草● 急に電話がかかってきて、何か悪いことでもして怒られるのかなってビクビクしましたよ。で、お話してみると「三谷さんがどうも変らしい。急いで診てほしい」って。

三谷● ドクターが、電話する前に一言「もう一回リハをしますか」って聞いて下さったら、「私、もうリハはいいです」って言ったかもしれません。ここでまたリハを再開してがんばっても、またこんなささいなことで崩れてしまうんならって、自暴自棄って言うんでしょうね、こんな感情って。また擦れた私が出てきたんですね。…もう恋なんてしない、みたいなことでしょうか…あはは。

江草● どうせ裏切られるんだったら…あはは。またリハ室に通い始めてからしばらくは最悪でしたね。

三谷● 最初の日は江草さんに肩を叩いて慰められたことは覚えていますね。

江草● 最初の日で印象的だったのは、三谷さん、すごく申し訳なさそうな顔してたでしょ？

三谷● せっかくここまで治して下さったのに…という気持ちです。

江草● 患者さんにこんな顔をさせてしまってはいけないというのが久しぶりに三谷さんを見た時の感想です。で、積み木が崩れたというような表現をあの時もしてたんですけど、今まで積み上げてきたご自分のことをすべてネガティブな感情に染められてしまってはいけないって思いました。足の痛みがとれるかどうかなんてことはあの時、そんなに考えていなくて、三谷さんの人生の中で今までやってきた、ある意味で一つの成功体験でもあったものが、アンカを踏んだだけでネガティブな記憶に置き換わってしまうと、心の痛みということも含めておそらくこれからはもうペインというものから逃れられなくなるんじゃないかと思ったので、今までやってきたことを大事に思ってほしいという気持ちで必死で話していたと思います。

三谷●ああ…その気持ちがあの時の私には届いてなかったと思うんです。
江草●これまでの訓練というのは三谷さんの状況に合わせて組み立ててきたことでしたが、一回それをすべて忘れようと思いました。新規の患者さんとしてもう一回分析し直そうと思いました。僕としてもこんなさいなことでダメになるような身体をつくってきたつもりはないから、そうした出来事があっても大丈夫なくらい本当に確かなところをつくる必要があるんだ、と思ったんです。そうは考えてもいたけれど、でも今の三谷さんの心のコンディションじゃぁ何をやってもダメかもしれないとは思いました。あの時は。
三谷●いろいろ語って下さったですよね、あの時は。
江草●必死でしたから。
三谷●私はその時「気持ち」を聞かれるのがすごく嫌でした。なんとか弱音とかネガティブな気持ちを吐き出させようとしてくれているんだなって感じて、でも踏み込まれたくない何かがあって。理学療法士さんなんだから今は足のこと淡々と語ってくれって思いました。どうせやっても無駄だって感情に支配されてましたね。それでも良くはなりたいんです。良くなるためにこいつの力を借りないといけないような自分が不甲斐なかった、不本意だったってことなんでしょうね、正直なところ。あはは…
江草●あはは…。すごく印象的な言葉は「もう私は一生、誰かの力を借りないと生きていけないんだ」でした。
三谷●その時言いたかったのは、「誰かの力」というのは「医療の力」とか「医療のお世話になって」ということでした。江草さんに腹を立ててたというんじゃなくて、自分に腹を立ててたということですよ。
江草●はい、それはわかってます…
三谷●なんとか江草さんは私を元に戻したいんですよね。でも元に戻れないことはつらいじゃないですか。だったら元に戻れないことを前提になんでも組み立て直したほうが楽じゃないですかって…このままなんだから、このままの範囲でできることをやっていこうって。
江草●先が見えてたはずのものが見えなくなったというのはとてもつらいことですね。
三谷●きっと江草さんも苦しいんだなってことはよくわかってたんです。でも、私って、八つ当たりできる相手がとっても少ないんです。心を許した人にだけ八つ当たりできます。一番とばっちり食らっているのは

夫ですけど、ドクターにも「またがんばります」っていい子になって前向きなことを言いましたけど、ここに来るとね、言葉は大人の態度でそんなにきついことは言いませんが、たぶん全身で伝えてたんですね。

江草● 全身で伝わってきましたね。僕も自分の言葉が空を切ってるのがよくわかってたし。こんなことしか言えないのかなって、今こんなこと言ったってしょうがないのになって…

三谷● 何か言わなきゃと思う時点でもうだめな状態になってるんでしょうね。安心して沈黙していられるようでないとたぶんリハビリはうまくいってないんでしょうね。いい時はそんな感じですね。安心して考えていられるんですよね。リハビリが停滞すると、なんていうか、やっぱり申し訳ないなって気がするんです。超優秀な家庭教師についてもらっているのに成績が伸びない子どものような気分でしょうか。自分次第で物事が変わってくるということはいいことではあるけれども、一面、つらいことかもしれない。特にリハビリがうまくいってないなということが肌でわかる時にはね。自分のメンタルな面とか、前日の行動とか、そんなことがあってうまくやれないのかなって、いろいろ考えちゃうわけです。ある意味、全部お任せというほうが楽なのかもしれないですね。あいつがうまくやってくれなかったから今日は調子が悪かったとか。…でもあの泥沼から復帰したきっかけって何でしたっけ。

江草● 何でしたっけ。あれは史上最大の泥沼だったと思うんだけど、なんで今こうしてられるんでしょうね。

三谷● …そんな気持ちから出られないでいても、それでもリハ室に行けばなにかしら課題があって、嫌でももう一回この過程を踏まないと先に進めないんだからって、心を敢えて無にして課題に取り組みましたね。そうすると気づくことがあって、それは課題を通してできるようになることが、初回よりも格段に速かったということです。最初は半年かかったことが数週間でそこまで行けるとか、とにかく戻りがすごく速かったんです。それで、ああ、なんだ、学習したものは残ってたんだ、土台まで崩れたわけじゃなかったんだっていう気持ちが救いとして出てきて、そのあたりから平常心に戻ったんでしょうね。土台がこんなふうに残るなら、今後また仮に崩れたとしても、また少し多めに土台は残るんだろうなって考えたんです。この繰り返しには意味が

あるんだって思えたんです。

江草●それが僕から見ていてもよくわかりました。それが見えてくるまではつらかったですけど。これまでやってきたことに対しても、とっても否定的な言葉が増えてきてたし、悪い意味でのあきらめ、自暴自棄が感じられたし、課題にも集中しているように見えてはいたけどそれはこっちがやらせている、言わせているっていう感じがわかったし、要は、一緒にやってる感じがないんですよ。うまくいかない患者さんというのは一緒にやってる感じがないんですよ。これは最悪のパターンだなあって、でもこれは耐えなきゃダメだって

三谷●江草さんだから他の人には出ない甘えが出るんですね、きっと。

江草●いろいろあっても結局は回復に向かうという確信があったので、そこでどんなにその時はつらく当たられても耐えられたっていうことですね。ここで自分が折れてはダメだと。治療というのは、僕たち二人のようにセラピストと患者さん二人の関係があって初めて成り立つものだと思います。治療の効果が出る、出ないというのは患者さんの経験がそこに現れてくるものだと思うから。自分の経験からみて、治療がうまくいったものとうまくいかなかったものとの間で何が違っていたんだろうと思い返すと、大きく言えばリハビリテーションの捉え方というか、二人でやっている治療セッションの意味を互いにどう理解しているかということに手応えの違いがあって、互いにやっていることの意味というか、その、リハビリテーションを"一緒にやっている感"とでも言うのか、言葉にはしにくいものがあって、その"やっている感"を互いに感じている場合には治療が進んでいくんですよね。一緒にやっているというのは、課題となるべき問題が共有できていて、そして目標が共有できていてリハビリテーションそのものが共同作業になっているという感じです。その時は患者さんの生活が確実に変わっていくし、表情も変わっていくし、言葉も変わっていくけど、逆に"心がここにない"人と向き合って治療するのはとても難しいところがあるなと感じます。ペルフェッティ先生がおっしゃるように、リハビリテーションにおいて「回復とは病的な状態からの学習」という意味がとても大きいものだと、僕も思う。つまり、学習というのは生きていくことそのものだと思うので、新しいことを経験し、それを自分の中に落とし込んで、それでまた新しい自分をつくっていく中で初めて成り立つことだと思うから。だからそういう経験から学習を重ねて

いくということ自体ができなくなっているということがリハビリテーションでは何よりも難しい問題として起こってきて、そのままの状態だと同じところをいつまでも回っているだけで先に進めないということがあると思う。リハビリテーションが学習なら、セラピストがやることは教えること、患者さんがやることは学ぶことというふうに考えることができるだろうけど、たとえば学校教育で教師が子どもに何かを教える時に、どうすればうまく教えられるかという方法についてある程度は教育学という学問の中で科学的な裏づけはあるんだろうけど、だからといってその方法で教えれば子どもの誰もが同じように教師の期待するような人間に育つわけではないですよね。リハビリテーションもそんなところがあるなと思う。でもね、患者さんがリハビリテーションをちゃんと理解しているから治療がうまくいくとか、理解していないからうまくいかないというように、そういう責任の所在というのか、治療の効果の良し悪しを患者さんのせいにしちゃったら、もう僕たちセラピストの存在価値なんかなくなってしまう。だからどんな患者さんにも効果があることをやりたい…でもそれがなかなかうまくいかない…結局、僕はずっとこのあたりで悩んできたんだなって今は思う。変な言い方かもしれないけど、僕の気持ちの中にはセラピストになるためには「一度自分という人間をやめて、相手の目から世界を見てみないといけない」と思っているところがあって、なぜかということなんだけど、人間というのは利己的なものだと思うんです、自分中心で。だから料理の喩えで言えば、その料理を作った側の視点に立てばいかにそれが美味しいと思ってくれるかがすべてのはずなんだけど…実は作ること自体にとっても一生懸命で、素材や料理の仕方のここここに工夫してるから美味しいはずなんだとお客さんに説得してもしょうがないのにそうした能書きが言える自分に手応えを感じている。でも本当に一流の料理人は、食べた人の側から料理を楽しむことができる。セラピストとは患者さんの目線に立たなければならないのであれば、そして人間は自分のことが一番好きで熱中しがちなんだとしたら、いったん、そんな人間としての自然なところとセラピストとは別々に切り離してみるべきじゃないのかと、そう思うところがあるんです。

三谷●だからあきらめなかったんですね。
江草●あきらめられなかったですね。

三谷●あの時ですよ、私がなんであきらめてくれないんですかって詰め寄ったのは。あきらめてくれないとよけいにしんどいじゃないですかって。でも、回復が思った以上にぽんぽんと行って、2か月くらいのうちにリハを終了した時の状態にまで戻りましたよね。

江草●4年前と比べれば僕も格段に知識は増えてたし、それまで単純な感覚レベル、たとえば圧覚などが正確にとれることが基本的に大事だと考えていたんですが、それに加えて視覚とそうしたものとが合致すること、つまり見えていることと感じていることとが一致するということが治療の鍵として重要だということにも気がついていたので、あの時から課題を急激に変えて、たとえば筆でなぞるということもやりました。

三谷●ああ、あの、筆で足の輪郭をなぞるっていう課題。

江草●そう。今までも動かすということはやっていたけど、足の指先が目を閉じると消えてしまうとか足指がばらばらに離れて感じられるという問題をなんとかすることが突破口かなと考えていたんですね。で、目で見たものと、目を閉じた状態のものとを一致させるための課題に切り替えたんです。まず目でひたすら見てもらって、残像が残るくらい見てもらって、そして目を閉じてその残像の輪郭を筆でなぞることでその触覚情報を目に残っている視覚情報に重ねてもらう。で、輪郭ができたらその視覚的なイメージの中をこちょこちょと筆で色を塗っていくという課題ですけど、それをけっこうやってもらいましたよね。

三谷●はい、よく覚えてます。

江草●その課題の中で三谷さんからそれはまだどこか足のようじゃないと言われて、平面的な足形じゃいけないんだということに気づいたんです。で、今までは絵を描くような感じだったのを今度は立体的なアーチもなでて彫刻のような感じに変更してイメージしてもらったんです。立体的なイメージに色を塗っていくという課題に替えてからメキメキとね。視覚と体性感覚が一致するということがこんなに大事なことなのかと実感したことでもありましたね。で、そんなふうにやっているうちに、また"一緒にやってる感"も出てきて、またいけそうな気がしてきました。

三谷●私も同じです。

江草●それで最後の仕上げってなんなんだろうということに気持ちが向くようになってきて、基本的なパーツが大丈夫になってきたのなら、今度

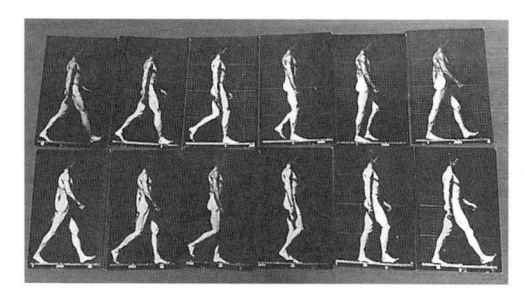

マイブリッジによって撮影された歩行の連続写真。この連続写真をばらばらに並べた状態でそれを正しく並べ替えたり、写真と同じ姿勢をとった時の自分の運動感覚を想起する課題。

はそれに動きを加えていって、全身的な運動イメージができてくるようになればそれで終了かなってことも考えるようになりました。そんな時に認知神経リハビリテーション学会の仲間と話している時に「他者の身体を観察して運動イメージを創る」っていう考え方に触れて、それはイタリアでもちょうどそんなことを臨床応用しようとしていることとも相まって、これは僕の治療にも使えるんじゃないかと思ったんです。それは、ざっくり言えば人の運動を観察することで自分の運動にその運動感覚を移してくるということで、まず課題としてやったのはマイブリッジの連続写真を見て、この瞬間にこの人が感じている身体の感覚を想像してみて下さいっていうものでした。三谷さん、まったくできなかったですね。

三谷● できなかったですね。これは私にとっては最後の衝撃だったかもしれないぐらい「ええっ？なんでわからないの？」でしたね。

江草● だから「ここだ！」って思ってそれを集中的にやることにしたんです。これが最後の課題でしたね。僕が三谷さんの前でいろんなポーズをとって、僕が今どんな感じがしているかイメージして下さいっていう課題。三谷さんじゃなくて僕がどんな感じがしているか想像してみて下さいっていう課題でした。

三谷● あの課題って、周りから変な目で見られたでしょうね。

江草● でしょうね。僕が変なポーズしてるのを三谷さんがじっと見てるっていうのは、その意味を知らない人が見たらすごく変なはずです。

三谷● 最初はぜんぜんわからなかったですね。そのポーズの形はわかっても、今、江草さんの右足のどのあたりで体重を支えているかとか…

江草● あれってとても不思議だったのは、右足ではイメージできるポーズが左足になるとぜんぜんできないということがわかったことですね。し

かも左足のことを想像してると自分の左足が痛くなってくる。
三谷●見てるだけで痛くなってくる…痛い時には課題はすぐに中止でしたけど、そんなふうにやっていて江草さんの左足のことが少しずつイメージできてくると私の左足も痛くならなくなってきましたね。マイブリッジのおじさんの写真は宿題で持ち帰りでしたね。なかなか、おじさんがスムーズに歩いているようには見えなくて、頭の中でつんのめってしまって、イラッとしたけど…。でも、これを乗り越えたら行けるんじゃないか、って気がしていました。そういう時って行けるんですよね、本当に。変な言い方だけどそれまでの実感から私はそんな気がしてました。思い返すと、リハをいったん終了した時にはそんな感じがなかったんです。あったのは訓練の頭打ち感だけで。
江草●変化がなかった。
三谷●そう、変化がなくなったらリハ終了だった。でも、この時は、上昇カーブがこのまま行けばフッと上がるかもしれないっていう感じがあったんです。元の私に限りなく近づけるかもしれないって思いですね。もしかしたら元に戻れるかも、っていう直感みたいなものです。CRPSの治療って、結論は痛みは消えないからそれとお付き合いしながらって生きていけるようになりましょうっていうことが当たり前だと言われるし、私がやれることもそれを受け入れることからしか始まらないということでしたから、気持ちのどこかで元の自分に戻りたいと思っていてもそれが現実的な話になるなんて想像もしていなかったですね。
江草●「付き合っていく」ってことはけっして安易には口に出せないことですよね。受容して痛みと付き合っていこうというふうに医療者が言えるのも、患者さんが心から言えるのも、治そうとする取り組みをやったかやらなかったか次第だと思うんです。CRPSだからとか、慢性痛だからって理由でこれは治らない。診断はついた、だから、じゃあしょうがないから付き合いましょう…ってその時に気安く言われたら、これじゃ治す努力をしていないじゃないですか。もちろん、きっとこれは表情や姿勢、言い方の問題も強く関わるのでしょうけど。治すためにいろんなトライアルをしてきたメンバーだからこそもうちょっと先に行けるんじゃないか、あるいは、逆にこのあたりが落としどころ、これくらいなら付き合っていけるんじゃないかって言えるんだろうと思います。

三谷●ここまで一緒にがんばってきたという思いがあったから、付き合っていけるって思えたのかもしれませんね。でも、100％やりつくして限界はここだと思っていたけど、まだ自分には欠けているピースがあった、まだ探せてないものがあったということがこの時わかったんです。欠けてるピースが見つかるってことは、完成が見えるってことですよね。痛かったり動かしにくかったりするのには必ずどこかにエラーがあるからだろうなという基本はこれまでやってきたことの中ではわかってきていたんですけど、でもどういうエラーが起こりうるのかっていうことでまだ発見があったってことです。それは、動いている身体のことがわからないっていうことです。…たぶん慢性痛というのは人によってそれが起こっているエラーは違うんでしょうけど、治療にあたる人には痛みを引き起こす因子としてどういうエラーがあるのかということをいっぱい知っててほしいですし、それを「これはどうですか？」「これはどうですか？」って提示してくれる人が患者の周りにいてくれればぜんぜん違うんじゃないかなって思います。…私の場合、「他者の身体もわからない」という気づきがあってからは、たとえば病院で自分の順番を待っている時でも人が歩いているのを見ると、はあ…ああ、今は右足に体重がこんなふうにかかって、それから…そうか…なんて、自称「座ってるだけリハ」って言ってるんですけど自己リハができるようになってきたんです。普通、ただ歩いているだけのような人をそんな目で観察できないですよね。…そんなことをやっているうちに、たとえば子どもが縄跳びしているのを見ていて、その動きを自分の動きに置き換えることができるようになってきて、自分でもそれができるような気になってきて、実際にやってみるとできる、ということが次々と起こり始めました。できない動きはイメージできないのなら、逆に言うと、自分の動きとしてイメージできるようになれば、動けるということなんでしょうね。本当に…実際の動きと運動イメージとはリンクしてるんだな、ってすごく思いました。その頃ですよ、足の太さを測ったら勝手に太くなってましたね。人の動きを見ながらイメージしてるだけなのにね。

江草●いわゆる筋トレはしてないのにね。

三谷●不思議ですね。…で、そういう頭の中のエラーがなくなったような気がしてから筋トレを始めると、あっという間に筋肉がつきました。それを意識し始めてからわからないってことがわかったのが「ちょうど

いい具合に力を入れること」でした。膝下を江草さんが軽く抑えてその力を釣り合う力で膝下を上げるっていう…あの加減がわからなかったですね。蹴り上げちゃって…

江草● 三谷さんの意識を支配していたのは「力を入れないと動かない」ということが強くあったと思います。だから力を入れるか、それとも抜くかというたった2つの選択肢しかなくなっているから訓練をしても過剰に疲れやすくなっているんじゃないかと思っていました。

三谷● ちょうどいい力を必要なだけ出すことの難しさに最後に気づきました。

江草● それが一番最後の課題でしたね。それでフィードフォワード能力、つまり新しい経験に向かう時に今までの経験を基に、適切な行為が遂行できるという能力が獲得できれば終了が見えると思いました。適切なフィードフォワードをするためには身体が受けるさまざまな情報を収集する能力と、そこから新しい運動方法を思考する作用が正しく働かないといけないんです。これができる準備ができたから、たぶんそれが三谷さんの日常生活にも活きてきたんだと思います。

三谷● そうそう。何か急いでいる時に階段をトントントントントンって下りてた時に、ハッと、ええっ…意識しないでも足が動いているじゃないって。

江草● 大なり小なり筋力を調節するということはこれまでにもやってたと思うんですけど、その幅があまりに大雑把すぎたということと、そこに連続性がなかったということだったと思うんです。それはどんな患者さんでもやらなければいけないことなんですけど、その土台作りに時間がかかってしまった…

三谷● 私は、何がわからないかがわかって、わかるようになる、という繰り返しで、少しずつ、痛み無く楽に動くための土台をつくってもらっていたんでしょうね。

江草● 患者さんが取り組めることで一番大事なところが、その「何がわからないのかがわからない」というところからだろうと思います。で、医療者にとってペインの治療ということにはもちろん認知過程のエラーという要素も大きいだろうし、痛みになりうる要素ということで言えば頭の中もそうだし、機能的、器質的なところも含めて麻酔科医や整形外科医と協力しながらエラーを一つ一つ潰していくことだと思います。認知的なエラー、解剖学的なエラー、機能的なエラー、そうしたものを解決していきながら、脳内のネットワークと身体が良いほうへ

変化していくことを狙うということです。
三谷●それはきっと訓練的なものが効果を現すための土台のようなものがあって、その準備ができていないのに訓練するのはだめってことなんでしょうね。その部分が頭の中にないので触ってもだめって。
江草●ええ、そこに物理的にはあるんだけど、そこに私の足がない限りはだめなんじゃないかってことですね。身体の保持感というか、所有感というものがないところでやってもうまくいかないことが多いんですね。
三谷●そうそう。面白いものですね。…別に練習も何もしていないのに、ある日、階段をトントントン、って降りれるようになって、自分でもびっくりしました。その頃、子どもの学校行事に遅れそうになって、全速力階段ダッシュして、調子を崩したことあったでしょ？
江草●そうでしたね。
三谷●江草さんが脚をチェックして、「これは純粋に筋の疲労だと思います」と言ってくれて。あれ、うれしかったんですよ。ついに普通の人と同じとこまで追いついたか、って。…その後でしたっけ。「もう大丈夫です」って、何気なくそんな言葉が出てきましたよね。本能ですかね。…普通、リハビリの終了って、回復の限界と期限切れとかそんな形なのかもしれないけど、この時は「卒業」って言葉が一番しっくりくるような。
江草●うん、そうですかね。体の感じ方と気持ちとがいい方向に向けて一致したから…っていうことでしょうね。それで終わりにしたという。
三谷●その後は本当に大丈夫です。
江草●なかった体を取り戻すという、ある意味そんな過程を乗り越えていってものにしたという瞬間がなかったら終われなかったでしょうね。僕と患者さんとが出会う過程なんて人生のほんの一瞬のことで、その後はご自分で生きていっていただかないといけないとなると、世の中には元に戻らないものってあるじゃないですか。たとえばどんなことをやっても切断した手足はまた生えてこないわけで、そんな中で自分の体とか人生とちゃんと向き合って、大丈夫、やっていけると思える瞬間って、痛みが改善するとか、症状がなくなるとか、動かなかった手足が動くようになるといったこととはまた違うと思う。そういうことがリハビリテーションだと思う。そっちに痛みとか症状の改善が付随してくるっていうことが医療でやっている限り当然のことで、それは言うまでもないというか、でもその「卒業」という言葉の裏にはもっ

と大きなもの、営みとかお互いの関わり合い方の意味みたいなものがあるんじゃないかな。

三谷●そうなんでしょうね。たとえば生活で何でもできるようになることを「リハビリ卒業」と言うのなら、それなら1年前の時点でも生活に不自由はなくなってたから「卒業」だったのかもしれないけど、最近感じている「卒業」はぜんぜん意味が違うって思います。あの時はあの時でリハビリはもう終わってもいいのかなとは思っていたけど、今度は自分一人で大丈夫っていう感じがして、ああこれが本当の「卒業」なんだなって。だから、もう何かあっても江草さんにスポンジ持って走ってきてもらわなくても大丈夫だろうって。

江草●そう言ってましたね。あはは。

三谷●リハ室に来ている限り私はCRPSの患者だけど、もう患者じゃなくなっても大丈夫、みたいな気持ち。多少の痛みは抱えながら普通に生活している人っていっぱいいるじゃないですか。何気に腰痛があったりとか、だからといって患者さんではないんですよ。そんなことでしょう？

江草●そう。だから三谷さんはあの泥沼の中でも立ち直りが早かったから自分の力でもう患者じゃないっていう考えが持てたし、それは僕にも見えているところがあるからもうこれ以上サポートをする必要はないなと思えるポイントを互いに見ることができる位置にいるけど、それがセラピストと患者さんの双方で見つけられない時って、何かリハビリを終了しなければならない外の事情でもない限り、リハビリとして関わり合う「卒業」というポイントを見つけるのは難しいなって思ったんです。患者さんが自立に向かっているにもかかわらずセラピストが医療的な意味で良くなるであろうという目論みにしか注意が向いていないということで…患者さんが飛び立つその瞬間を見失う…

三谷●うん、なんとなく、わかります。

江草●それが常に何かこう…空から俯瞰するような位置でそんなことをいつも見てないといけないんじゃないかなと思うんです。いい意味では期待をしてもらえるんだけど、悪い意味では拠り所のない期待に繋いでしまって患者さん自身も自分のそんな瞬間に気づけなくなってしまう。

三谷●まさに、親離れ、子離れの感じ。

江草●そう、そんな感じ。お互いにずっと自分の手元に置いておきたいし、そこにいたいと思ってしまって、考えが外に向かないって感じ。医学

の名のもとにそれが起こるということがとっても危険だと思う。三谷さんの場合、実際に症状がなくなったり、サーモグラフィーのような客観的なデータで説明できる改善というものを人に説明できるような状況があるからいいんですが、今の医療やリハビリの技術で効果が出せない障害もありますね。事実としては、効果がなかなか出せない治療を続けている間中、ずっと患者さんにお金を出させているということになります。そんな場合、医学的な改善が出せないということを説明して、できる範囲での社会復帰を考えましょうということはあります。リハビリテーションの意味においては障害のあるなかでもしっかりと社会復帰して、生活ができるようにサポートしていくことも重要な役割ですが、実際は患者さんは本来の意味でまだ良くなりたいと思っていらっしゃると思います。医療制度としては多田富雄さんの活動もあったり、多くの方々の活動の結果、改善の見込めるものについては保険点数も認めましょうというように変化してきていることも確かで、そうなると医療側でもそういう制度の隙間というか、制度の使い方の細かいところの工夫もあって然るべきだと思うんですが、その点についてはあまり十分な関心が持たれていないなと思いますね。ほとんど変化の見えない患者さんを長期にみるということに対しては、医療側の人間の中にも否定的な人はいます。だから「痛い」というような目に見えない問題に対しては相当に理解されていないっていうことも当然起こってくるんでしょうし。

三谷●私なんて、一見、ちゃんと歩いていましたからね。

江草●そう、なんとなく見ているだけでしたらね。だから痛みについて勉強している人間は求められれば講演に行って自分の知っていることを話さなきゃならないっていう気持ちでそんなこともやってるんですけどね。

三谷●なんでリハビリは目に見える回復ばかり期待されるんでしょうね。きっと、治療というより訓練という見方をされているからなんでしょうね。私にとってリハビリは間違いなく痛みの治療だったのに。…私、今でも思うんですけど、リハビリとはこういうもの、この病は治らないものだからと考えることで心の安定を保てる、ってことあるんですよ。私もそうだったからわかります。だからこうした話…脳のリハビリでCRPSの痛みや運動障害が消えたとか、今の医療保険制度でもリハドクターや江草さんのおかげで長期にわたってリハビリが継続

できた…という話をするということは、うまく言えないんですけど、辛いんです。…だって患者はリハビリを選べないから。他の科なら、ネットとかでこういう治療法があるとか、こういう医師がいるとか調べて選んで医療機関にかかったり、必要と思えば自分の意思で通院を続けられたりするのに。…リハビリに関しては、どういうものに巡り会うのかほとんど運ですよね。私はたまたま運良くうまくいったけど…でも…っていう、持って行き場のない気持ちというのはどうしてもあります。その気持ちはもうどうしても拭えないんです。

江草●患者さんがどんなリハビリの現場に出会うかということに本当は幸運、不運なんてあっちゃだめなんです。たぶんリハビリテーションで扱うことって、人生とか経験によって個別性の高い、とても難しい人間の問題に対面しているわけだから、知識とか技術が自動化しちゃいけないんです。それは頭で考えればわかることかもしれないけど、新しい知識を常にアップデートして、治療を医学的な意味でもブラッシュアップすると同時に、目の前にいる人は「人間」であるという社会的な意味や、個人の経験を大切にする姿勢が大事なんだろうと思います。ただ、実際に行動しようという強い意志がないと幸運と不運は続いちゃうんでしょうけど…

三谷●うん。私は江草さんに出会えて幸運だった。でも、それで終わらせちゃいけないと思うんです。だからこうやって一生懸命しゃべってるのかな…

江草●患者さんに何をしてもらいたいと自分が思ってるかをよく考えてみれば、それを明確に考えることがどれくらい難しいかということもすぐにわかると思うんです。とりあえず治療をやっているように見えてはいてもそれをする理由を考えながらやっているかどうか。

三谷●そうそう。ただの「練習」だったら患者一人でもできるんです。でも、たとえば、江草さんに言われて、目を閉じて足を揺れる台の上に置いてみたら、自分が左足で水平ということがちゃんとわからないってことがわかったでしょ。自分の感じ方のエラーというのがその課題でわかったじゃないですか。あれって、検査とかでは見ることができない脳内のエラーを、見える形として出してくれたってことですよね。そんな「治療」をやってほしいですよね、どんなセラピストにも。

江草●いろいろ考えながら行ったり来たりの繰り返しでいいんだと思うんです。それに目に見えないことをやっているからこそ、具体的な手がか

りをいろいろと間に持ってくることもすごく大事だと思うんですね。スポンジもそれを当てた時の感覚と目でそれを物として確認できることの両方があるから手がかりに使えるわけで、こんな道具の使い方を考えるというところから何か臨床でものを考えるということにも手応えが出てくるんじゃないかな。

三谷●そう。江草さんに言葉で何かを指摘されるだけだったら私にも自分のことがわからなかったと思います。明らかに自分の感じていることにはおかしなところがあるということを、自分の体でたくさん確認できたことはすごく大事だったと思いますね。おかしなところがたくさんあるから痛いんだ、ということがわかってから、痛みが怖くなくなりました。

江草●自分の体についての問いの答えは患者さん本人の中にしかないから、それを患者さんが確認できる道具を選択しないといけないということですね。それが、目に見えない脳内のエラーを見える形にして、患者さんと問題を共有する手がかりにするという作業です。自分のやるべきことはそうしたことなんだと思えば、セラピストも自分の治療についてある程度、頭の整理ができるんじゃないかなと思います。少なくとも僕は認知神経リハビリテーションと出会ってから、もちろん臨床ではわからないことばかりだけど、自分の勉強や臨床のやり方について大きく方向性がわからないということはなくなりましたし。システムとして人間の運動とか知覚を考えた時に、この人にはどんな情報が必要なのかと考えることは、考えるうえですごくしっかりとしたツールになったと思います。そうした一連の思考過程というのが三谷さんの訴えることを読み解こうとする時に手がかりになったと思います。たとえば料理で言うとレシピと材料というのは仕入れてもっているところで、その時に患者さんが何を食べたいと思うか、それを美味しいと実感してくれるかと考える時に「もしかしたら…」っていう形で出てくる発想というものが臨床経験で蓄えられるかどうかということです。

三谷●そうやって、江草さんが「もしかしたら…」って出してくれたものが、私にとっては足を取り戻す手がかりになったということですね。小さな小さな手がかりでも、それがあったから、それを探してくれる人がいたから進めたんです。

江草●僕たちのやってきたことは当然、三谷さんの生きてきた経験にずいぶ

ん助けられてきたことが多いし、三谷さんの感性とその言葉の豊かさに支えられてきたところが大きいと思うんです。ただ一方で、そうした豊かな感じ方とか言葉が出てくる場をつくるのがセラピストの役割だと思う反面、それがなければリハビリはうまくいかないと考えることは間違っているとも思うんですね。

三谷●そうそう。たまに、「優秀なセラピストと聡明な患者だからできたことでしょ」って言われることがあるんですけど、いや、それは違うなって。私たちが今しゃべっている経験は、私たちだけのものだけれど、それはどんなセラピストさんと患者さんとの間にも起こりうるような気がするんです。

江草●そう、それはセラピストのエゴかもしれないけれど、プロとして患者さんに関わる以上は、どんな患者さんであれプロとして言葉を生み出してくれるような働きかけというのはあるはずだと思います。ポジティブな要素の一つとして患者さんの中にある言葉の豊富さを捉えるというのは大事なんですけど、じゃあそれがなければ「その人はうまく表現できないからダメなんだ」と言ってるも同然になってしまう。患者さんが往々にして口を閉ざすことは仕方のないところがあるわけです。人生を生きてきてそんな状態になった時、これからどうすればいいんだという時には。当然、いろんな感情がわいてくる。

三谷●うん。想いが言葉になる時には、いろんな形があるんですよね。…私は、口を、心を、閉ざさなくてもよかった。いつも独りぼっちじゃなかった、必ず誰かがうなずいてくれた。何よりこれが一番大きなことだったかな。
　…私ね、今になって振り返って、気づいたことがあるんですよ。「あきらめたい」って、何度も何度も思ったってことは、実は、どうしてもあきらめられなかったからじゃないかなーって。なんで江草さんはしつこく食い下がるんだ、と思ってたけど、もしかしたら私のホントの気持ちを、私よりわかっててくれたのかな、なんて…。

江草●「大切な患者さんより先に、あきらめてたまるもんですか」…僕が言えるのはそれくらいですよ。目の前の相手が本当にあきらめているかどうかは、すぐにわかります。この対話を通じて「あきらめ」という言葉に2つの感情があるんだなと感じました。うまく言葉にはならないけれど、過去に囚われる「あきらめ」と未来に向かう「あきらめ」と言えばいいのかな。その分岐点が2人の4年間の中にはいくつもあっ

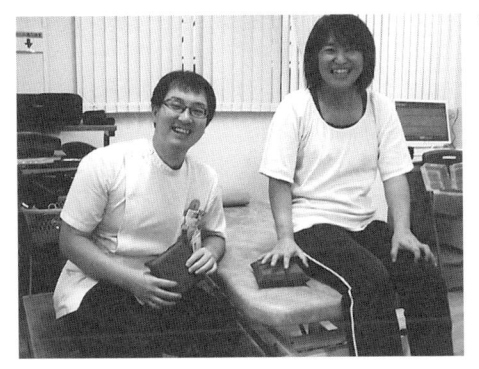

リハビリ最終日に。

たけれど、耐えて良かったなと思います。…リハビリテーションにおいて「希望」なんて言葉はたやすく口にする言葉ではないと思っています。そして、「希望」はリハビリテーションという言葉の中に内在していることでもないと。希望は、三谷さんと僕、麻酔科の先生、リハの先生、そして三谷さんの家族が「それぞれができることを、精一杯」進める中で、少しずつ形を成したんじゃないのかなと思うんです。僕たちオリジナルの希望が。それが、患者さんの生きる人生を支えるというリハビリテーションの本当の形なんじゃないでしょうか。

…最後に、三谷さんにお約束しておきます。「次に出会った患者さんは、三谷さんが経験したよりずっと早く、治してみせます」

第2部

学術

第3章
痛みの基礎科学と臨床との接点

…江草典政

はじめに

　本稿では痛みを抱える患者の身体（中枢神経系、末梢神経系）にどのような現象が生じているのかを基礎科学から俯瞰するとともに臨床のキーポイントになる知見を紹介する。本書を読み進めるにあたり、まず、ペイン・リハビリテーションに必要だと著者が考える基本スタンスを示す。なぜこのようなことをはじめに述べるのかというと、「痛み」の解決には非常に多くの視点、学際的なアプローチが必要であるからである。本書で対話した三谷さんとの臨床においてもリハビリテーションが貢献した側面、ペイン・クリニックが貢献した側面、整形外科が貢献した側面など複数の診療科の努力があったことをまず理解してほしい。ゆえに、ペイン・リハビリテーションにおいては、患者本人を取り巻く医療体制、家族背景の全体像を捉えながら、「セラピストに何ができるか？」「リハビリテーションに何が必要か？」を常に第三者として客観的に分析する視点をもたなければならない。それだけ、痛みを変化させうる要素が数多くあるということである。有益な臨床知見はときに臨床家を盲目にする。言い換えれば痛みを改善しうる方略も多く存在するということである。

　ペイン・リハビリテーションに必要なセラピストのスタンスとしてまず重要なことが「痛みの定義」を理解するということである。患者が「なぜ痛いのか？」を考えるにあたり、痛みの定義を間違ってしまうと、おそらく痛みの本質にたどり着くことはできない。この「第2部 学術」でも一貫して「痛みは経験である」という立場から解説を進めていく。これはIASP（国際疼痛

図1●ペイン・リハビリテーションの実践に向けて

【ポイント】
① 痛みは患者本人の経験であり、器質的な損傷がない場合にも、脳内で自動的に生じることが医学的に明らかになっていることを知る。
② 痛みを発生する器質的・機能的な問題の有無をチェックアウトすることが大前提であること。器質的な損傷、機能障害を見逃さない。
③ 痛みが脳内で処理されるのであれば、脳内の処理経路の問題を意識する必要があること。
④ 脳は可塑的であること。
⑤ 脳の可塑性を決定づけるのは、注意と意識、誤差学習であること。
⑥ セラピストは対象者の脳内ネットワークの再編を起こすことができること。

学会：International Association for the Study of Pain）の痛みの定義がすべてを物語っているように、痛みは患者本人の内的な経験であり器質的な損傷がない場合であっても（回復した場合であっても）脳内で自動的に生じることがあるのである。このような痛みがあるということが国際的に明らかとされている。まずはこの疼痛医学の大前提を知らなければならい。そして、痛みが患者の経験であるならば、それがさまざまな要素によって修飾されうることも容易に想像ができるだろう。患者の痛みがどのように修飾されるかは第2部の中でも脳科学を基に触れていく。

　次に必要なスタンスは痛みを起こしうる原因についてきちんとチェックアウトすることである。先に述べたように痛みは患者の経験であるが痛みを起こしうる要因はさまざまであり、外傷後や、整形外科術後、中枢神経疾患であったとしても身体にメカニカルなストレス、つまり運動器の器質的・機能的な問題が存在している可能性を常に念頭に置かなければならない。

　第2部では、痛みの中枢機構に対応するリハビリテーションを中心に紹介していくが、痛みを訴える患者の中には四肢体幹のアライメント異常や、器質的な可動性の低下、炎症など物理的・化学的な問題を抱えている患者も多くある。この場合には器質的な問題についても私たちセラピストは対応すべきである。そして、その器質的な問題や運動経験からやはり患者の経験は変わりうるものであるから、運動方略の修正、代償運動の修正などを同時に考慮していくことが重要である。

　そして、第2部でも述べていくように、痛みはペイン・マトリクス（Pain Matrix）を中心とした脳内の処理経路を経由することによってはじめて「認識」される。このように痛みが脳内で処理されるのであれば、その処理経路の問題というものを意識することが臨床的に有用であると言えよう。特に、読者もよく理解しているように脳は可塑的に変化し、その可塑性は注意や意識によって決定づけられており、学習によって大きな変化をさせうることができる。ゆえに私たちセラピストは痛みの認知機構について変化させうる可能性をもっていると著者は考えている。

　このような基本的な視点を基に痛みを紐解くとともに臨床のポイントを解説していく。本書で述べられる痛みの情報はごく一部であるが、本書をきっかけとして痛みの基礎科学を学び、臨床に活かし、診療を変えていくセラピストが一人でも多く生まれることを期待する。

痛みとは何か

　ペイン・リハビリテーションを実践するにあたり、最初に痛みの歴史について学ぶセラピストは多くない。しかし、読者一人ひとりにとっても「痛み」の経験は異なるはずである。そして、痛みを生じたときの対処方法もさまざまであり痛みによって惹起される感情もさまざまであろう。そもそも痛みとは何か、患者の痛みを理解するには患者自身が経験した文化的背景や社会背景を理解することにひとつの鍵がある。痛みの定義について、歴史のほんの一部からどのように変化してきたのか考えてみたい。

　古代ギリシャでは、痛みは人間の情念（パテーマータ）のひとつとして考えられた。プラトンによると、神々は魂に対して死すべき肉体を与えたが、その際に別種の「死すべき魂」を形づくった。これは「恐るべきそして避けることのできない情念を」備えていたのである。苦痛は、快楽・大胆・恐怖・欲望・希望と並んでこの情念の一種をなしている。紀元前4世紀、アリストテレスは、情念は魂の基本的な要素であり、快楽や苦痛を伴うとしている。彼は、痛みを『霊魂論』にあげた視覚・聴覚・嗅覚・味覚・触覚という5つの感覚よりもむしろ、生理的な反応によって引き起こされる不快や苦しみである情緒として捉える。著書『De partibus amimalium（動物部分論）』では、感覚の起源は心臓にあり、知覚の波が血管に沿って心臓に伝わるが、それが激しいときに「痛いという情緒」が生じると示している。

　デカルトは、痛みとそれに反応する人体の「反射」の概念を説明し、今日の生物医学的な痛み理解の基礎を作った。彼が『人間論』の中で解説した著名な図式は次のようなものである。

図2●デカルトによる痛みの概念図

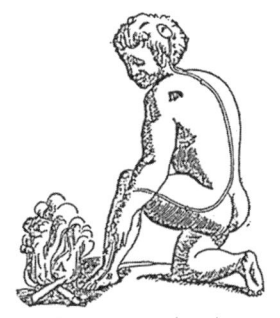

Descartes, R.（1644）

足元に火を感じてそれを避けようとする作用は、まず炎の「微粒子」が足の皮膚に動きを生じさせ、それが脊髄に沿った敏感な紐をひっぱり、脳室の手前の「ベル」が鳴る。これが、脳室の壁を開くことになり、「動物精気」が管状の神経に流れ込み、足を引くという反射がみられる。動物精気はまた脳室から松果体に入り意識を引き起こすという。なぜなら、デカルトによると松果体は人間にとっての「意識の座」であるからだ。またデカルトは、痛みは情動の一種であり、人間以外の動物には精神がないので、痛みを感じることはないとまで述べている。

他方、スピノザは、情緒として痛みを捉え、悲嘆と憂鬱を痛みがもつある種の特性として捉えている。したがって痛みを全体論的な情緒として捉えるアリストテレス的な思考はデカルトよりもスピノザのほうが受け継いでいると考えられている。

19世紀になると感覚に関するさまざまな説が検討されるようになり、19世紀にノーベル生理学・医学賞を受賞したシェリントンは「侵害受容」という概念を提唱した。シェリントンは同様にデルマトームをマッピングしたことでも知られているが、その後から痛みは情動ではなく「感覚」であると強く認識されるようになった。

このように歴史的にみても痛みという現象は非常に形の捉えにくいもので

図3●痛みの定義

痛みの定義（IASP）

An unpleasant sensory and emotional experience associated with actual or potential tissue damage or described in terms such as damage.

組織の実質的または潜在的な傷害と関連した、**あるいはこのような傷害と関連して述べられる不快な感覚的・情動体験である。**

IASP International Association for the Study of Pain Working together for pain relief

「痛みは、**不快な感覚的・情動体験であり、**それには組織損傷を伴うもの、または伴っている可能性のあるものと、そのような損傷があるような言葉で表現されるものがある」

➡ **組織に器質的な損傷がなくても、痛みが生じる**

ありさまざまなフレームで考察されてきたものなのである。

そして、1979年に「国際疼痛学会（IASP：International Association for the Study of Pain）」により痛みの世界的な定義が作成された。

IASPの定義では、痛みとは「An unpleasant sensory and emotional experience associated with actual or potential tissue damage or described in terms such as damage.」と記載されており、日本語訳では「痛みは、実質的または潜在的な組織損傷と関連した、あるいはこのような損傷を表す言葉を使って述べられる不快な感覚的・情動体験である」と定義された。この定義はIASPの用語委員会によって策定されたものであるが、この定義に附記されている

図4●痛みの定義の附記

Notes（原文）
The inability to communicate verbally does not negate the possibility that an individual is experiencing pain and is in need of appropriate pain-relieving treatment. Pain is always subjective. Each individual learns the application of the word through experiences related to injury in early life. Biologists recognize that those stimuli which cause pain are liable to damage tissue. Accordingly, pain is that experience we associate with actual or potential tissue damage. It is unquestionably a sensation in a part or parts of the body, but it is also always unpleasant and therefore also an emotional experience. Experiences which resemble pain but are not unpleasant, e.g., pricking, should not be called pain. Unpleasant abnormal experiences (dysesthesias) may also be pain but are not necessarily so because, subjectively, they may not have the usual sensory qualities of pain. Many people report pain in the absence of tissue damage or any likely pathophysiological cause; usually this happens for psychological reasons. There is usually no way to distinguish their experience from that due to tissue damage if we take the subjective report. If they regard their experience as pain, and if they report it in the same ways as pain caused by tissue damage, it should be accepted as pain. This definition avoids tying pain to the stimulus. Activity induced in the nociceptor and nociceptive pathways by a noxious stimulus is not pain, which is always a psychological state, even though we may well appreciate that pain most often has a proximate physical cause.

Notes（日本語訳）
痛みは常に主観的なものである。各個人は、生涯の早い時期の損傷に関連した経験を通じて、「痛み」という言葉をどんなふうに使うかを学習してきた。生物学者は、痛みを惹起する刺激は組織を損傷しやすいことを理解している。したがって、痛みは実質的あるいは潜在的な組織損傷と結びついた体験である。痛みは身体の一カ所あるいは複数箇所の感覚であることは確かであるが、痛みはいつも不快を伴っており、痛みは情動体験でもある。痛みに似ているが不快でない体験、たとえばチクチクした感

> じは、痛みと呼ぶべきではないだろう。不快な異常体験（異常感覚）も痛みかもしれないが、必ずしもそうとは言い切れない。なぜなら、主観的にみると、それらが痛みの通常の感覚特性をもたないかもしれないからである。
> 多くの人々は、組織損傷あるいは、それに相応した病態生理学的原因がないのに「痛みがある」という。普通、これは心理学的な理由で起こる。主観的な報告から、このような経験と組織損傷による経験とを通常区別できるものではない。もし彼らが、自分の体験を痛みと思い、組織損傷によって生じる痛みと同じように記述するなら、それを痛みと受け入れるべきである。この定義は、痛みを刺激に結びつけることを避けようとしている。侵害刺激によって、侵害受容器および侵害受容経路に引き起こされる活動が痛みであるのではなく、痛みは大抵の場合、主因が身体にあることを受け入れるにしても、痛みはいつも心理学的な状態といえる。

Notesが実に印象深い。

患者は往々にして痛みの原因が局所にあり、局所に問題があるがゆえに痛いと考えている。そして、多くの医療者もそのように考えているのではないだろうか。痛み治療に関わる多くの関連専門職はすでにこの定義を知り、痛みの多様性と可変性を理解している。しかし、基本的には痛みというものが経験の中で組織損傷と結びついて経験されることがほとんどであり、「何かしら局所に問題（損傷）がある」と思い込んでしまうのである。

ここにペイン・リハビリテーションを患者と歩んでいくための大きなポイントがあると考えている。つまり、患者にとって「身体損傷無き痛み」は非常に不可解であり不安であるということである。「なぜ私は痛むのか？」という重要な問題において、患者自身がまったく理解できない状態にあるということを私たちは十分に理解しなければならない。三谷さんは自身の状態を「怪痛」と称したことがある。それと同様に「私たち（痛みを抱える患者）には、間違いなく痛みがあるんです」と訴えられたことがある。

患者自身が原因を理解できず、医療者にも「（組織損傷はみあたらないので）痛いはずがない」と言われた患者の不安と孤独を今一度想像してみてほしい。

まず、私たちがすべきことは先に述べた痛みの定義を真に理解し「患者の痛みの世界」を受け入れることである。この作業を通じて患者を孤独な世界から引き上げるとともに、患者自身が痛みの経験を改変していくことができるようにさまざまな手段を講じることがペイン・リハビリテーションの出発点になると考える。

痛みの分類

　痛みの分類については、その原因による分類や発生部位による分類、様相による分類などさまざまな分類が試みられている。ここでは、痛みの原因による分類と急性痛、慢性痛について基本的な事項を整理するとともに、痛みの多面性について述べる。

　まず、痛みの原因による分類については図5に示す通り、①侵害受容性疼痛（nociceptive pain）、②神経因性疼痛（neurogenic pain）、③心因性疼痛（psychogenic pain）に大別される。侵害受容性疼痛は侵害刺激や実際に組織損傷が加わった際に生じる痛みであり侵害受容器（nociceptor）を介した痛みである。組織損傷を引き起こす可能性のある機械刺激や熱刺激、化学刺激によって侵害受容器が興奮しAδ繊維やC繊維を求心性繊維として情報伝達されることによって生じる。このような外因性の刺激と同様に内因性の刺激、つまり炎症性の刺激によって生じる痛みもこれに含まれる。

　神経因性疼痛は末梢神経、もしくは中枢神経の機能異常によって生じる病的な痛みを指す[5]。侵害受容器が刺激を受けていないにもかかわらず、その中継である痛みの伝導路のニューロンが自発的に興奮することによって生じる痛みである。

　そして、心因性疼痛は解剖学的（器質的に）説明のつかない痛みもしくは痛みの程度に合致するだけの病変が見出せない痛みを指す[6]。しかし、多くの文献では「診断がつかないものすべてを心因性疼痛と定義するという意味ではない」とされており、注意が必要である。特に心因性疼痛はいわゆる

図5●痛みの分類

痛みの原因による分類

- **侵害受容性疼痛**：機械的刺激、熱、化学的刺激からの侵害刺激による疼痛
  （炎症性）　　体性痛　表在痛（皮膚、粘膜）
  　　　　　　　　内臓痛
- **神経因性疼痛**：疼痛伝達・抑制機構に関わる中枢、末梢神経の一時的障害か、機能障害による疼痛
- **心因性疼痛**：器質的・機能的病変がない。
  あっても痛みの訴えと合致せず、心理的要因が強い疼痛
  （ICD-10：身体表現性障害）

　　　　　　　　　など、これらは常に複合、併存する。

「心」にのみ問題があるという状態ではなく心理社会的な要因を多く要素として含む可能性があることに留意されたい。これらの痛みは通常、複合的に併存していることも多くそれぞれの要素について検討する必要がある。

次に、急性痛と慢性痛の違いについて概説する。通常、急性痛と慢性痛はその時間的要素のみに着目されやすいが、本質的には痛みを生じている原因や症状も異なることを理解することが必要である。まず急性痛は一般的に理解されやすい生体の生存のための警告信号としての痛み、つまり侵害受容性疼痛であることが多い。ゆえに、痛み刺激の消失や組織損傷の回復とともに痛みは消失する。組織損傷から一定の期間で痛みが解除されるものであるが、後で述べる中枢および末梢の感作により神経系に可塑的な変化が生じた場合には慢性痛に移行することがある。また心理社会的な要因により行動、運動が制限されるような場合にも慢性痛に移行しやすい。

一方、慢性痛は長期間にわたり炎症が遷延してしまう関節リウマチなどの疼痛を含むとともに疾患が治癒したあとも持続している痛みを指す。慢性痛に至る場合には痛みそのものが疾患となってしまう場合がある。慢性痛の原因は中枢神経系に生じた可塑的変化や心理学的な機序に異常を呈した神経系の異常と考えられる。このように急性痛と慢性痛は発症のメカニズム自体が異なるため単なる時間経過による分類と考えず広い視点で捉えておく必要がある。

痛みの多面性と多層性

次に痛みの多面性について、1968年にMelzackとCaseyによって提唱されたモデルを紹介する（図6）。

このモデルでは痛みを感覚－識別的（sensory-discriminative）側面、意欲－情動的（Motivational-affective）側面、認知－評価的（Cognitive-evaluative）側面の各視点から捉えている。感覚－識別的側面については痛みの感覚や識別（弁別）を捉えており、痛みがどこに発生したのか、またどのような痛みか、その痛みはどの程度の強さなのかを記述する側面である。この点については一般的な痛みの評価としてセラピストも通常考えることが多い側面であり、理解しやすいであろう。次に意欲－情動的側面については痛みに伴う情動を捉えており、痛みの弁別が困難であるが不快感を生じたり発汗や心拍数の上昇などの自律神経の反応を記述する側面である。そして、認知-評価的側面について、これまで各個人が経験してきた痛みに関連する記憶から、与えら

図6●痛みの多面性

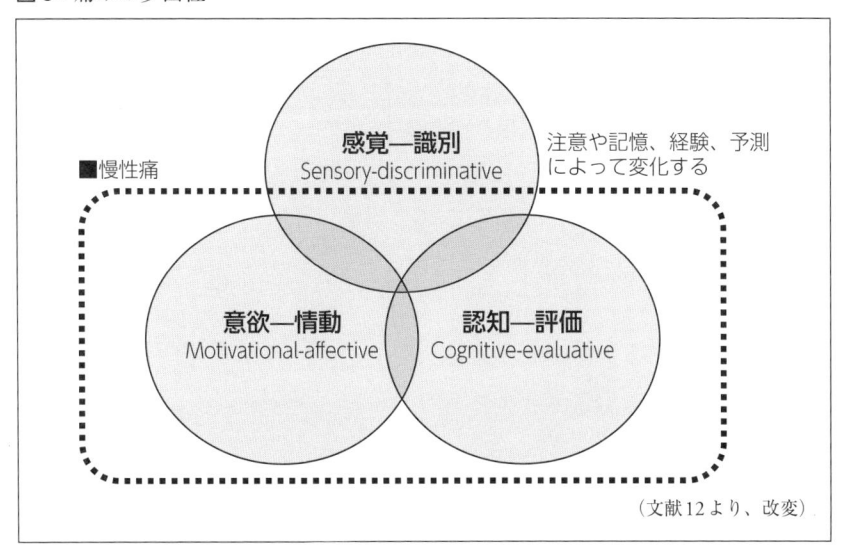

```
                    感覚—識別
                    Sensory-discriminative      注意や記憶、経験、予測
   ■慈性痛                                        によって変化する

           意欲—情動            認知—評価
           Motivational-affective  Cognitive-evaluative
```

(文献12より、改変)

れた刺激（痛み）がどのような痛みなのか、また個人にとってどのような意味をもつのかを記述する側面である。

このように、ある患者個人においてどのような側面が中心となり痛みという情動体験を呈しているかということには個体差があり、さまざまな社会的な背景、経験に痛みが修飾される可能性を示している。

痛みの恐怖・回避モデル[13]

これまで痛みの分類や多面性について述べ、さまざまな経験によって痛みは修飾され変化することを示した。そして、私たちにとって重要な「痛みがなぜ慢性化するのか？」という問題について、痛みの恐怖・回避モデル（fear-avoidance model）から考えてみる。

人は痛みを経験すると誰しも不安や恐怖感を抱く。しかし、それまでの痛みの経験や、そのときどきの周囲の環境や対応において不安が解消され、痛みに対峙することができれば回復に向かう。しかし、同様な場合に強い不安や、痛みのコーピングの失敗経験などから痛みに対して悲観的・否定的な感情を抱くことがある。そういった思考を痛みの破局化（catastrophizing）といい、思考のみならず行動もネガティブになりやすい[14]。痛みへの過剰な不安

図7●痛みの恐怖・回避モデル

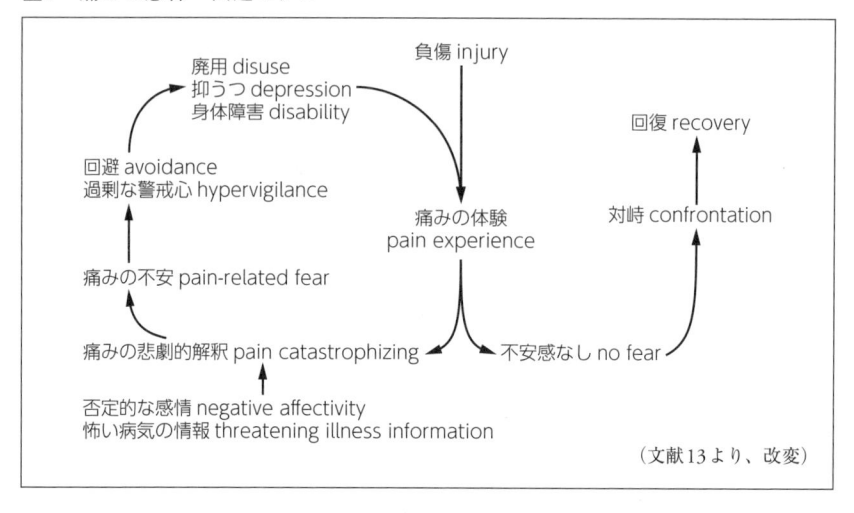

```
                    負傷 injury
        廃用 disuse          │
        抑うつ depression    │              回復 recovery
        身体障害 disability  │                  ↑
              ↑             ▼              対峙 confrontation
        回避 avoidance    痛みの体験              ↑
        過剰な警戒心      pain experience
        hypervigilance
              ↑                                   ↑
        痛みの不安 pain-related fear
              ↑
        痛みの悲劇的解釈 pain catastrophizing   不安感なし no fear
              ↑
        否定的な感情 negative affectivity
        怖い病気の情報 threatening illness information
                                        （文献13より、改変）
```

や警戒心とそれに伴う痛み関連行動が痛みを慢性化すると考えられる。特に慢性痛に移行した患者については、このような思考が強く存在する可能性を常に考慮すべきである。思考の破局化による悪循環により活動性の低下による廃用や抑うつ、機能障害に至ることでさらなる痛みを惹起する。患者が痛みをどのように理解し行動しているかを観察し、悪循環を断ち切る方略を立てることもペイン・リハビリテーションにおいて重要であると考える。しかしながら、患者は痛みによってさまざまな喪失体験を繰り返していることも多く、痛み行動の変容を図ることは容易ではない。

痛みの発生機序と伝達経路

感覚受容器と特殊性の法則

　生体が個体の恒常性を外界の変化や刺激に対して維持し、各種の反応を生じるための情報収集の手段としてさまざまな感覚受容器が存在する。感覚受容器は外界のさまざまな刺激エネルギーを神経伝達に必要な電気信号に換える変換器（transducer）である。感覚受容器に適刺激が加わると受容器電位が発生し、受容器電位が閾値を越えると活動電位が発生する。このような過程から刺激が電気信号に変換され中枢に伝達されるわけである。

　ここで私たちが着目すべき点は、受容器の活動電位は特定の神経回路を活性化して大脳皮質の特定の領域へ刺激を伝達する力を有している、つまり感

覚神経系はその始点である受容器から終点である大脳皮質まで固有の感覚を伝達するということである。この刺激伝達経路のどこが刺激されても、意識される感覚は常に受容器のある場所から生じたものとして感じるのである。

　患者が痛みを経験する際に、患者自身が痛みの原因について理解できないということは先に述べたが、このような神経メカニズムが要因となり、「痛みは脳で認識される」という事実が腑に落ちないのである。たとえば、いくら痛みは脳で認識されるといっても、患肢に対応する神経伝達経路に損傷がある場合や中枢神経系に問題がある場合においても「痛いのは患肢」であり「頭」ではない。その部位が痛いのであれば、そこに何らかの原因を求めるのが自然であろう。

■ 皮膚における侵害受容器

　感覚受容器はさまざまな感覚を電気信号に変換する変換器であると述べたが、同様に侵害受容器は侵害刺激を電気信号に変換し求心性回路に伝達する役割を担っている。皮膚に存在する侵害受容器で代表的なものは高閾値機械受容器とポリモーダル受容器である。高閾値機械受容器は侵害性の機械刺激にだけ反応し、その刺激をAδ線維に投射する[16]。またポリモーダル受容器はその名の通りポリ（poly：複数）のモダリティ（modality：性質）の刺激を受け取る受容器であるが、特に機械的、科学的な刺激や熱刺激に反応し、主にC線維に投射される[17]。ポリモーダル受容器を反応させる各種の適刺激は表のとおりである。侵害刺激は組織によって異なるため、ある組織の受容器を反応させる適刺激が他の組織の適刺激になるとは限らない。

　痛みの発生要因や鎮痛薬を理解する際に「炎症メディエーター」について理解しておくことは有用である。炎症メディエーターとは損傷された組織や炎症部位に浸潤した白血球や肥満細胞、マクロファージから放出される生理

図8●皮膚における侵害刺激

- ■**侵害性機械刺激**　…針で刺す、ピンセットでつまむ、など
- ■**侵害性温度刺激**　…15℃以下の冷刺激、43℃以上の熱刺激
- ■**侵害性化学刺激**　…刺激性化学物質、炎症メディエーター

> 皮膚の侵害受容器に対する適刺激が、
> 　　他の組織の侵害受容器に対する適刺激になるとは限らない。

表1 ● 炎症メディエーター

		血漿	血小板	白血球	マクロファージ	血管内皮細胞	肥満細胞	角化細胞	線維芽細胞
発痛物質	ブラジキニン	○							
	セロトニン		○				○		
	ヒスタミン		○				○		
プロスタノイド	プロスタグランジン		○	○	○	○	○	○	○
	ロイコトリエン						○		
サイトカイン	インターロイキン				○	○		○	
	TNF-α				○			○	
	血小板活性化因子		○			○	○		
	リソゾーム酵素			○	○				
フリーラディカル	活性酸素			○					
	NO					○			
補体		○							

活性物質であり、局所の血管透過性の亢進や血管拡張を引き起こし、いわゆる炎症所見を呈する。そして、この炎症メディエーターはポリモーダル受容器を刺激するとともにその反応性を高め、痛覚閾値を低下させることにより痛覚過敏を生じさせることがわかっている。炎症メディエーターの詳細については、表1に示す。

■ 侵害受容器に分布する各種イオンチャネル[18]

侵害情報は侵害受容器で電気信号に変換されるわけであるが、侵害情報を伝える神経線維である経の細いAδと無髄のC線維の終末部には、それぞれ固有の刺激によって反応するイオンチャネルを有している（図9）。これらのイオンチャネルをTRPVファミリーと称するが、現在さまざまなチャネルが同定されている。先に述べた炎症メディエーターはこれらの受容器の閾値を低下させ、通常痛みと認識しない刺激をも痛みとして認識させるメカニズムを有している。

図9●侵害受容器に分布する各種イオンチャネル

(厚生労働省研究班：痛みの教育コンテンツより改変引用)

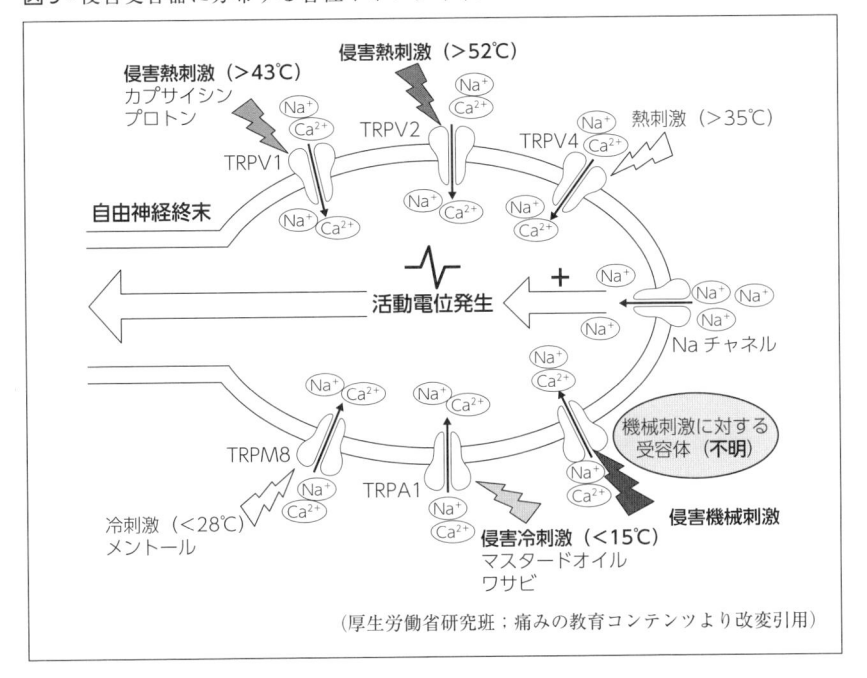

■受容器から一次求心性ニューロンへ：痛みを伝える2つの線維

　痛みはその様相によって一次痛と二次痛に分けることができる。一次痛は通常、チクッとした短く鋭い痛みであり、二次痛はジーンとした鈍く緩やかな痛みであるが侵害受容器で発生した活動電位はそれらに対応するように2種類の求心性線維によって上位に伝達する。一次痛と二次痛はそれぞれAδ線維とC線維によって脊髄後角に伝達される。Aδ線維は有髄性、C線維は無髄性であり神経伝達速度が大幅に異なることが特徴である（図10）。

　このような求心性線維の直径や伝導速度についてErlangerらがまとめたものが表2である。この表からもAδ線維とC線維の伝導速度の違いがよく理解できる。また同時に興味深いのが運動位置覚や固有感覚についてはさらに早い速度で投射されるということである。通常私たちは関節の運動覚や位置覚について意識することはあまりないが、このような神経基盤があるがゆえに私たちはリアルタイムに四肢の動きの情報のフィードバックを得られるのである。

図10●侵害受容線維

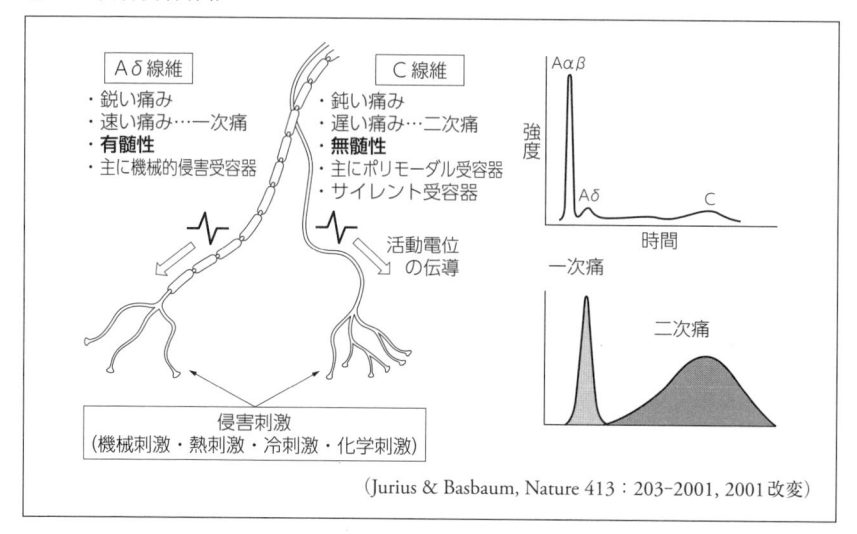

Aδ線維
・鋭い痛み
・速い痛み…一次痛
・**有髄性**
・主に機械的侵害受容器

C線維
・鈍い痛み
・遅い痛み…二次痛
・**無髄性**
・主にポリモーダル受容器
・サイレント受容器

活動電位の伝導

侵害刺激
（機械刺激・熱刺激・冷刺激・化学刺激）

(Jurius & Basbaum, Nature 413：203-2001, 2001改変)

表2●体性感覚の神経の分類（J. Erlanger）

神経線維		直径（μ）	伝達線維（m/sec）	機能
有髄	A α	12-20	70-120	運動位置覚、固有感覚
	A β	5-12	30-70	触覚、圧覚
	A δ	2-5	12-30	痛覚、温度覚
	B	1-3	3-15	交感神経節前線維
無髄	C	0.4-1.2	0.5-2.0	痛覚、温冷覚
		0.3-1.3	0.7-2.3	交感神経節後線維

■ 脊髄後角における痛みの情報伝達

　ここまでの内容で私たちが刺激をどのように受容器で受け取り、中枢に伝達されるかについて解説した。しかし、痛みの伝達経路の中で一次ニューロンと二次ニューロンの中継地点となる脊髄後角についてもよく理解しておく必要がある。通常脊髄は10層に分類され、レクセド（Rexed）の層と呼ばれる。このうち脊髄後角にあたるのが第I層から第VI層である[21, 22]。

　脊髄後角の侵害受容線維は特異的侵害受容（NS）ニューロンと広作動域

図11●脊髄後角とニューロン分布

脊髄後角

脊髄後角：侵害受容性線維（一次求心性線維）と二次侵害受容性ニューロンとのシナプス伝達の場

接続場所
　浅層部（第Ⅰ層～第Ⅱ層外層部）
　深層部（第Ⅳ層～第Ⅵ層）

特異的侵害受容（NS）ニューロン
…侵害性入力を受ける
…痛みの局在を識別するニューロン

広作動域（WDR）ニューロン
…侵害性と非侵害性入力を受ける
…痛みの強度を識別するニューロン

（厚生労働省研究班：痛みの教育コンテンツより改変引用）

図12●脊髄後角への投射の特徴

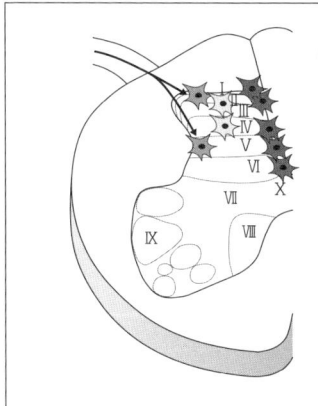

■**Aδ線維**
最も背側のⅠ層、Ⅱ層およびその外側部（Ⅱo）、そして、第Ⅴ層へ投射。
⇒主にNSニューロンと接続する。
⇒痛みの発生場所に関与する。
⇒弱い刺激では反応しない。

■**C線維**
Ⅰ層、Ⅱ層、Ⅳ層、Ⅴ層、Ⅵ層へ広域に投射。
⇒主にWDRニューロンと接続する。
⇒痛みの程度、強度に関与。
⇒刺激強度によって反応性を増す。

☆触覚を伝えるAβ線維は第Ⅱ層内側～Ⅳ層

（厚生労働省研究班：痛みの教育コンテンツより改変引用）

（WDR）ニューロンに分けられる[23]。

　特異的侵害受容ニューロンは同側の体表に限局した末梢受容野をもち、強い機械刺激を加えると興奮するが弱い機械刺激では興奮しない。これはAδ線維が多く関わっており、痛みの発生場所の特定に関与する。

　特異的侵害受容ニューロンは脊髄灰白質のレクセドⅠ・Ⅱ層とその外側部および第Ⅴ層に分布している[24]。

広作動域ニューロンも同側の体表に末梢受容野をもっているが特異的侵害受容ニューロンよりも広い。受容野の中心部に触刺激からの侵害刺激に至るさまざまな刺激種類の強さの機械刺激を加えると段階的に反応して、侵害刺激が加わったときは最大に興奮する。つまり、侵害性と非侵害性両方の刺激が入力される。広作動域ニューロンはC線維が多く関わっておりレクセドⅠ・Ⅱ層の一部とⅤ層を中心にⅥ・Ⅶ層などにも存在する。一般的な触覚を伝達するAβ線維は第Ⅲ層内側からⅣ層に投射される。このように、脊髄後角も役割により細かく細分化されている。この点が後に述べる痛みの感作にも大きく関与しており私たちがよく理解しておかなければならないポイントである。

脊髄後角に運ばれた痛覚信号はレクセドⅠ～Ⅷ層に存在する二次ニューロンにより脊髄内を脳へ向かい上行する。主な上行路としては脊髄視床路と脊髄網様体路が知られており、脊髄視床路は視床を経由して大脳の連合野や感覚野へ痛覚信号が送られ、痛み情報の中継が少なく伝達が速いという特徴がある。

脊髄網様体路は橋・延髄や中脳などで中継が行われ視床と視床下部などに伝達され、このため痛み信号の伝達には複数の中継が入り時間を要する。視床下部に伝達された痛み情報は次に辺縁系（記憶や情動に関わるとされる領域）に伝達される。視床に伝達された情報は脊髄視床路と同じ経路で大脳の連合野・感覚野へ送られる。脊髄網様体路は辺縁系を経由するために、痛みに伴い感じられる怒り・不安・恐怖などの情動に深く関わっていると考えられている。視床は自律神経の座でもあり、強い痛みを感じるときにみられる身体反応としての発汗・立毛・心拍数の増加など交感神経の亢進にも関わっている。

図13●痛みの内側系、外側系

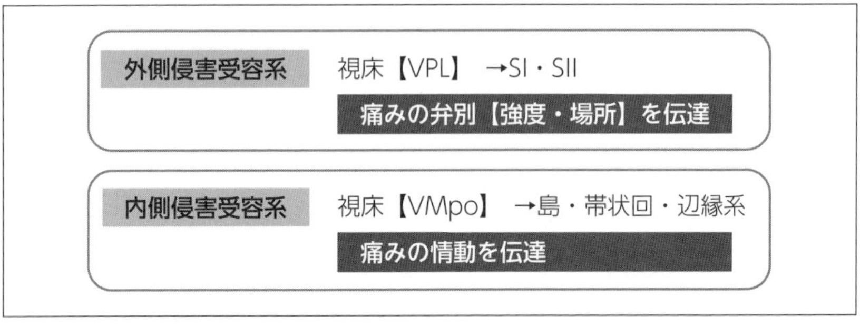

外側侵害受容系	視床【VPL】 →SI・SII
	痛みの弁別【強度・場所】を伝達

内側侵害受容系	視床【VMpo】 →島・帯状回・辺縁系
	痛みの情動を伝達

図14●痛覚情報処理の2つの経路

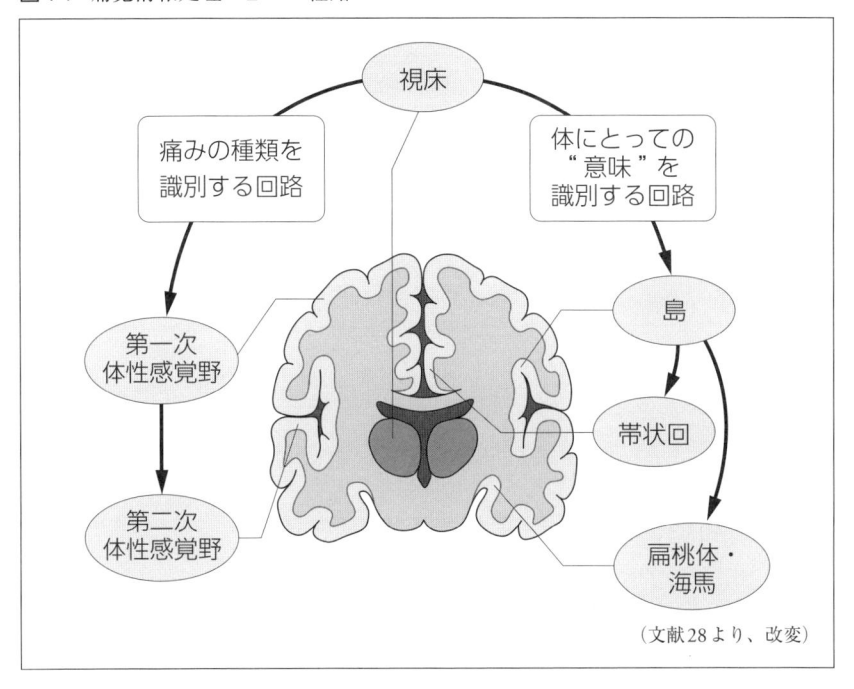

(文献28より、改変)

　このような伝達経路のうち、痛みの弁別に関わる経路を外側侵害受容系と呼び、痛みの情動を伝達する経路を内側侵害受容系と呼ぶ（図13、図14）。最近のPETなどを用いた研究から急性痛の場合は一次体性感覚野や二次体性感覚野、前帯状回、島での血流増加が観察されるのに対して慢性の神経因性疼痛患者では前帯状回や島の血流増加が著しいことがわかっている[27]。

■ 痛みは脳でどう処理される？：ペイン・マトリックス（図15）

　このようにさまざまな経路を通り痛み情報は脳に到達する。近年の脳イメージング技術の発展により脳内で痛みの処理に関わる部位が多数存在することが明らかになっている。痛みの脳内の情報処理を担当する部位を「Pain Matrix：ペイン・マトリックス」と称するが、ここには第一次体性感覚野、第二次体性感覚野などの大脳皮質と島や帯状回、扁桃体といった大脳辺縁系などが含まれる。先に述べたように痛みが生じている際にはこれらの部位が同時並列的に活動しておりネットワークを形成している。ゆえに、痛みは可塑的であり、さまざまな情報（情動・予期）によっても修飾される[12,31]。

図15●痛みの中枢回路

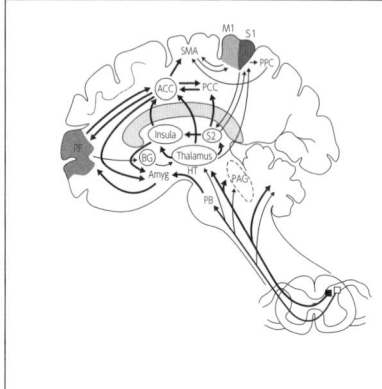

一次体性感覚野(somatosensory cortex 1：S1)
二次体性感覚野(somatosensory cortex 2：S2)
島(insula)
視床(Thalamus)
前帯状回(anterior cingulated：ACC)
前頭前野(prefrontal cortex：PF)
一次運動野(motor cortex 1：M1)
補足運動野(supplementary motor area：SMA)
後頭頂葉(posterior parietal cortex：PPC)
後帯状回(posterior cingulated：PCC)
基底核(basal ganglia：BG)
視床下部(hypothalamus：HT)
扁桃体(amygdala：AMYG)
傍小脳脚核(parabrachial nuclei：PB)
中脳水道周囲灰白質(periaqueductal gray：PAG)

(文献30より，一部改変)

痛みの可塑性：中枢性感作と末梢性感作

　ここまで，私たちが通常，痛みをどのように受容し認識するかを述べたが，CRPSなどに代表される難治性疼痛疾患において「異常な強度の痛み」を呈していることは少なくない。ここでは異常な痛み感覚とその発生要因である感作について解説する。

■ 痛覚過敏とアロディニア

　異常な痛みには，①痛覚過敏(Hyperalgesia)と，②アロディニア(Allodynia)がある。痛覚過敏はIASPの定義によれば「通常痛みを感じる刺激によって誘発される反応（感覚）が通常よりも強くなった状態」とされている。この痛覚過敏についてはさらに一次痛覚過敏と二次痛覚過敏に大別され，一次痛覚過敏は損傷部位で生じ，侵害受容器の感作（末梢性感作）で生じると考えられている。そして二次痛覚過敏は損傷の周囲で生じ，脊髄後角侵害受容ニューロンの感作（中枢性感作）で生じると考えられている[33]。

　次にアロディニアについても同様にIASPの定義をみると，「通常では痛みを引き起こさない刺激によって生じる痛み。事実上痛み閾値の低下」とされている。軽い接触や圧迫，適度の温熱や冷却などの非侵害刺激によって生じる痛みをいう。アロディニアは静的アロディニアと動的アロディニアに大別される。静的アロディニアはAδおよびC侵害受容線維を介しておりそれらの閾値が低下した状態とされている。一方，動的アロディニアは通常，触覚

図16●痛覚過敏と痛みの関係

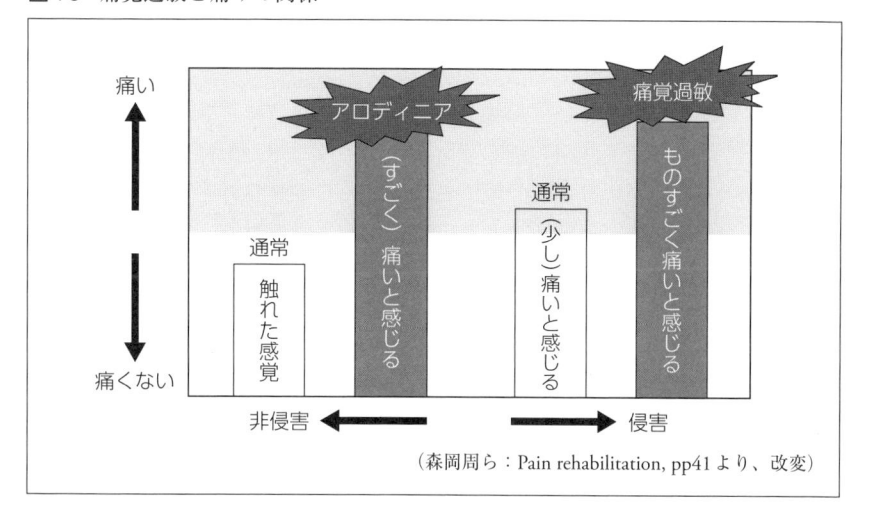

（森岡周ら：Pain rehabilitation, pp41 より、改変）

を伝導するAβ線維を介するアロディニアであり傷害部位の外まで広がる。
　実際には痛覚過敏とアロディニアは厳密に分けることはできない。
　このように痛みは末梢および中枢の感作によりその強度を変化させ、慢性疼痛の引き金となる可能性を秘めている。そもそも疼痛が慢性化しなければ、患者も医療者も頭を抱えることは少なくなるであろう。そういう意味でも慢性化を予防するということも私たちにとっては非常に重要な使命である。

■ 痛みの感作（Sensitization）

　痛みは末梢からの刺激のありようで、同じ刺激に対してもその反応性が増強されることがある。この刺激に対して反応性が増強した現象を感作（Sensitization）という。感作には末梢性感作（Peripheral Sensitization）と中枢性感作（Central Sensitization）とがあるが、それぞれ異なるメカニズムで生じる。

■ 末梢性感作

　末梢性感作の代表的なものは、①イオンチャネルTRPV1による感作、②プロスタグランジンによる感作、③非活動性侵害受容器、④末梢神経の異所性発火による感作である。
　①TRPV1による感作について、TRPV1は温熱刺激に対して反応するイオンチャネルであるが、組織損傷による炎症メディエーターの発生により反応閾値の低下（通常閾値43℃→感作閾値36℃）が生じる[34, 35]。これは日焼け後な

どの入浴や創部が温まることによって生じる痛みの原理である。この感作については、組織温そのものを低下させるアイシング、クライオセラピーが有用である。

　②プロスタグランジンによる感作について、プロスタグランジンは組織が損傷を受けたときに細胞膜にあるリン脂質がアラキドン酸に変わり、シクロオキシゲナーゼの作用によって生成されるが、このプロスタグランジンはポリモーダル受容器の閾値を低下させることが知られており、結果各種の刺激に対して痛みを感じやすくなる。この感作についてはプロスタグランジンの生成に必要なシクロオキシゲナーゼの合成を阻害する薬剤（COX阻害薬：ロキソプロフェンナトリウム）などが有効である。

　③非活動侵害受容器による感作について、この受容器は皮膚や関節、内臓に多数分布しているものの通常は活動していない。しかし、炎症などを契機によって活性化され神経活動を呈するものである[36]。

　④異所性発火による感作は末梢神経が損傷することによりNaチャネルが増加し、侵害受容器の刺激以外でも発火するようになる現象である。

■ 中枢性感作

　中枢性感作は脊髄後角にて二次求心性ニューロンに伝達される際に生じる（図17）。

　一次求心性ニューロンを経た活動電位が脊髄内終末に到達するとカルシウムイオンが流入して神経伝達物質が放出される。有髄のAδ線維はグルタミン酸を、無髄のC線維はグルタミン酸とペプチド性伝達物質（P物質）を放出し情報伝達を行う。通常この情報伝達に関与しているのはAMPA型グルタミン酸受容体である。後角侵害受容ニューロンのもうひとつの受容体としてNMDA受容体が知られているがこの受容体は通常、マグネシウムイオンにより不活化されている。しかし、痛み刺激の繰り返しなどによってグルタミン酸とP物質の放出量が増えると、マグネシウムイオンが遊離され脊髄の反応性が亢進する。このようなメカニズムを経て痛みのワインドアップ現象を生じることがある[33,37]。

　このように組織損傷がある場合や炎症がある場合には常に痛みの感作を引き起こす可能性があることを私たちは理解しなければならない。よって、痛み刺激が無駄に繰り返されないようにするなど普段の治療プログラム構成に配慮する必要がある。

図17●後角侵害受容ニューロンにおける情報伝達と中枢性感作

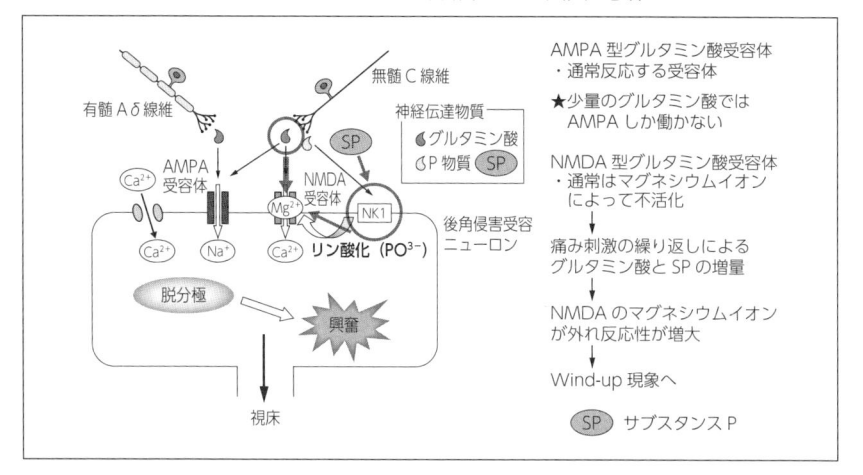

痛みの可塑性：不活動と痛み

　炎症時疼痛における感作について述べた。組織損傷や、炎症期などの急性期疼痛の際には感作のメカニズムを理解し痛みの慢性化を予防することが大切であるが、人間にとって「不活動」も痛みを慢性化させる可能性がある。

　臨床場面で、外傷の治癒のための各種の固定後などに損傷した組織の治癒が進んでいるにもかかわらず痛みだけが残存している症例に遭遇する場合もある。それらは「組織損傷があったから」痛いと考えがちだがその背景に「固定」「不活動」による痛みが存在するのである。

　CRPSと不活動の関係において、Allenら[38]はCRPSと不活動を呈した134名の患者を調査したところ、その47％は外傷後に治癒目的のギプス固定やスプリント固定をしていたといい、その固定期間は平均3週間だったとのことである。またBulterら[40]は足部周辺の骨折によりギプス固定を行った28例において、その57.1％に機械的刺激に対するアロディニアがあったとのことである。

　この結果は、固定前に外傷などの組織損傷があった場合を検討したものだが、組織損傷がない健常者を「ただ固定しただけならどうなるか？」という疑問について研究したグループがある。

　Terkelsenら[41]は30名の健康なボランティアの前腕から手関節を4週間固定しその痛覚閾値の変化を確認すると、固定解除後3日、28日後でも痛覚閾

値の低下があったということを示しており、固定によって長期にわたって痛覚の閾値が低下する可能性を示唆している。

またUshidaら[42]はラットの手関節を90°掌屈位で4週間固定した実験において C7〜Th1 の脊髄後角細胞の機能変化を電気生理学的に検討した結果、広作動性ニューロンや関節運動のみに反応するニューロンの活動の割合が増大しているという結果を出している。

これらから検討すると、組織損傷がなくとも「不活動」「固定」によって痛覚閾値に影響を及ぼすため、リハビリテーションにおいては「不要な不活動」は可能な限り排除し、活動性を高めることが必要であると考えられる。

ただし、ここで注意しなければならないのは「不要な不活動」をどのように判断するかである。患者が患部を動かさない（動かせない）背景になにがあるのかをよく観察する必要がある。この点について、むしろ患者は「動かさないと関節が固まってしまう」「動かさないと筋力が落ちてしまう」と無理矢理患部を動かそうとしている方がいるのが事実である。筆者の担当してきた患者もリハビリテーションにおいては「痛くても動かさなければならない」と必死で痛みをこらえながら運動療法を続けてきた方が多い。このような場合には、むしろ過剰な活動により痛みが増強しているといえるが、なぜこのようなことが起こるのか最近の報告から考える。

CRPSや脳血管障害後の肩の痛みなどにおいて、近年、高次の運動機能異常の報告が増えている。CRPS患者に多くみられるのが神経学的な無視様症状（neglect-like symptoms）である。この無視様症状は脳血管障害患者にみられる身体や空間の認知障害と同様の現象であり、患肢が「自分の手足ではない」ように感じる「認知無視（cognitive neglect）」と患肢を動かそうとすることに強い心理的・視覚的な注意を要する「運動認知（motor neglect）」がある。本来自分の手足が自分のものとして感じられる「身体所有感」や「運動主体感」は視覚と体性感覚が時間的空間的に同期することや、運動以前の意識的な意図と予測の結果から生成されることがわかっている。CRPSなどの難治性疼痛患者については、この後に述べるような情報の不整合、知覚運動協応の異常との関わりが示唆されていることから考えても、「動かしたくても動かせない」「どうやって動かしてよいのかわからない」「自分の手ではないみたい」という現象の整理と、アプローチが必要なのである。

情報の整合性からみた「痛み」

■ 知覚・運動協応

ヒトにはさまざまな侵害刺激に反応する受容器や、それに対応した上行路、そして脳内で処理されるペイン・マトリックスが備わっていることを解説した。ここからは近年の研究で明らかとなった「情報の整合性からみた痛み」について解説する。

私たちの脳には各種の情報を基に「環境を知り、変化させる」ために感覚と運動を連携し、行為をプログラミングする機構「知覚・運動協応(Sensorymotor Integration)」があると考えられている。Harrisら[46]が1999年に提唱した仮説では、この知覚・運動協応や脳における各種感覚情報の統合の破綻が病的痛みを引き起こすとしている。特に、病的痛みが存在するとき、視覚と体性感覚のマッチングの問題や異種感覚統合に問題を生じていることが報告されている。

■ 知覚低下と痛み

Plegerら[47]の研究ではCRPS症例の体性感覚領域を患側と健側で比較したところ、体性感覚の再現領域が狭小化している群ほど、痛みが強かったとし

図18●体性感覚野の変化と痛み

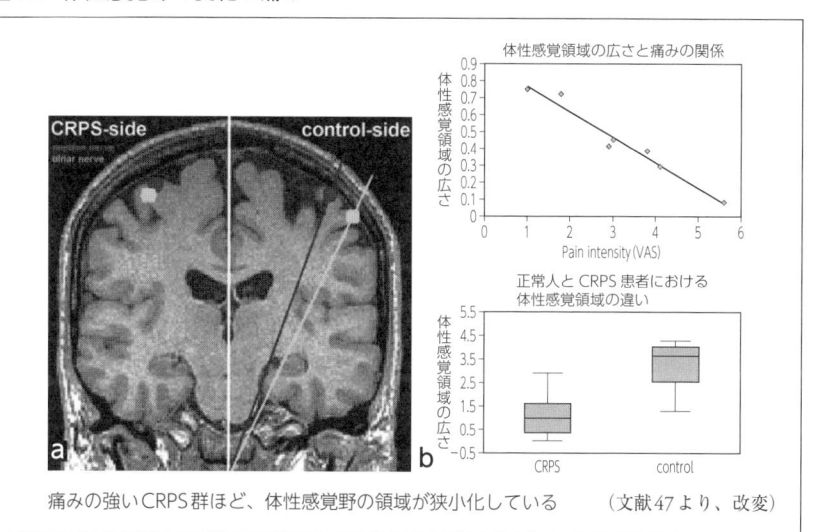

痛みの強いCRPS群ほど、体性感覚野の領域が狭小化している　　（文献47より、改変）

図19●身体の大きさの誤認と二点識別覚閾値

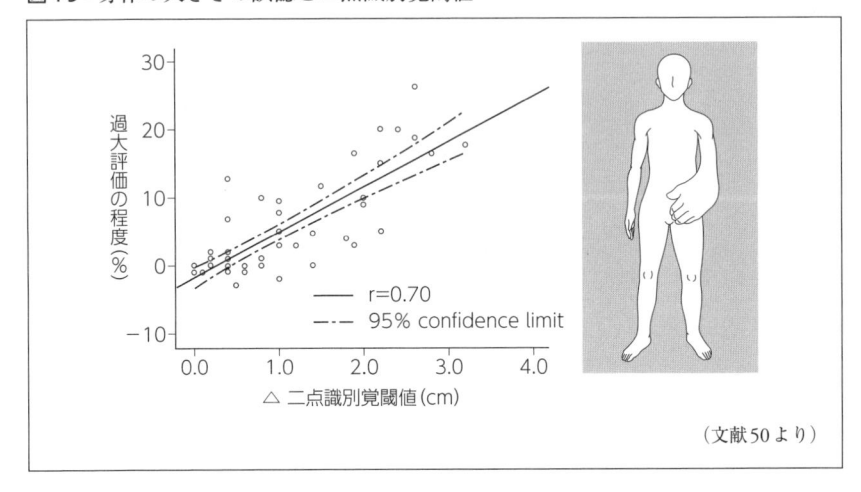

(文献50より)

ている。また、CRPS患者では二点識別覚が低下していることも明らかとなっている[48]ほか、他の研究者によっても受容野の狭小化と痛みの程度の相関についてはいくつか報告がみられる[49,50]。その他にも、CRPS患者は健常群に比較して肩関節を用いた空間認識のエラーを生じているという報告もある[51]。

またCRPS患者では身体イメージの変容が認められ、先に述べた二点識別覚閾値の増大と主観的に生じる身体の大きさに相関関係があることが明らかとなっている。

CRPSではしばしば身体の無視様の症状が生じると同時に拡大視が生じるとされている。身体の大きさの知覚についてはさまざまな報告があるが、ここで重要なのは身体の大きさがどうということではなく、自己の身体についてのイメージが変容しているという事実である。

■ 情報の不一致による痛み

痛みが中枢神経系における情報の不一致、もしくは整合性の欠如によって生じる可能性は2000年前後になって多く報告されるようになった。このような考え方を最初に提唱したのは幻肢痛の研究で有名な学者であるRamachandranである。彼の研究の出発点は、中枢神経に痛みを伝えるべき受容器も神経線維もなく創部も落ち着いているはずなのになぜ幻肢痛が生じるのかという臨床的疑問であった。そこで立てた仮説が「自らが遂行しよう

としている運動」と「目で見えた運動（フィードバック情報）」に解離があるからではないかというものである。この解離が痛みに繋がるのではないかという仮説を検証するためにミラーボックスを用いて治療にあたった結果、痛みの改善を認めたのである[54]。このRamachandranの仮説においては、視覚と体性感覚の不一致が痛みを生じさせる可能性を提示したという意味において非常に興味深いものであったが、この視覚と体性感覚の不一致に限定せず大きな意味で中枢での情報の不意一致による痛みの発生について仮説を提唱したのが冒頭で述べたHarrisの仮説である。Lancetに掲載されたHarrisの論文[46]の中では車酔いを例にあげて論じている。つまり、前庭からの情報や視覚情報、固有受容器からの情報が何らかの原因によって不均衡が生じた場合に不快感、嘔気が生じるわけであるが、これと同様に痛みが生じるのではないかというものである。

では、情報の不一致が痛みを生じさせるのであれば健常者に情報の不一致を生じさせれば痛みが生じるのではないかという疑問が生じる。この疑問について興味深い実験を行ったのがMaCabe[55,56]である。2005年に発表された彼の研究論文での研究を図20に示す。

この研究では、被験者の身体の中央に「ただの衝立」と「鏡」を用意し片手を見えない状態にしたうえで、左右の上肢に「同じ動き」または「異なる動き」を要求することによって何が生じるかを検証したものである。衝立を用いた場合には片手の動きに関する視覚情報は遮断されているが、鏡を用い

図20●情報の不一致によって生じる痛み

- 情報の不一致によって疼痛が生じる（Fink, 1999）
- 幻視痛は視覚フィードバックの欠落と体性感覚情報の記憶情報との不一致で生じる（Ramachandran）　＊ミラーセラピーを考案

- McCabeの実験

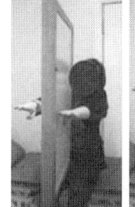

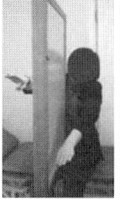

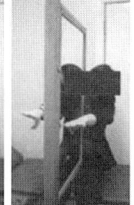

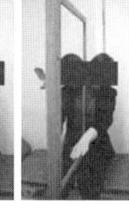

A：体性感覚情報　○　衝立
B：体性感覚情報　×　衝立
C：体性感覚情報　○　鏡
D：体性感覚情報　×　鏡

○：左右の上肢の動きが同じ
×：左右の上肢の動きが逆

た場合にはミラーセラピーと同様に対側の上肢の動きがあたかも「隠した側の上肢の動き」であるかのように視覚情報として入力される。この条件のうち、鏡を使って左右の上肢に異なる運動を行った条件、つまり体性感覚情報と視覚情報に不一致を生じさせた条件において被験者のおよそ50％に不快感が生じ、中には痛みを感じた者もいたということである。やはり、視覚と体性感覚情報に不一致を生じさせた場合においては何かしらの「違和感」を生じさせる可能性があるのではないか示唆された研究である。しかし、この研究においてはもうひとつ重要な要素が含まれている。それは鏡を用いて「左右同じ動き」をさせた場合にも不快感を生じた被験者がいたということである。この場合、視覚的な情報には大きな不一致、不整合は「おおむね」ないということになるが、厳密には被験者が見ているものは鏡に映った対側の上肢であって、実物ではない。ゆえに、ほんのわずかな情報の不整合についても違和感を生じさせる可能性をはらんでいるのではないかと考える。この研究についてはさまざまな解釈がなされているが、正確な違和感発生のメカニズムについては明らかとなっていないため解釈には注意しなければならない。

■ 神経障害性疼痛やCRPSにおける脳内の変化

情報の不一致によって脳内に疼痛が表象される可能性について述べたが、神経障害性疼痛では神経による求心路遮断のために患肢の認知が著しく低下する場合がある。約15％の患者において、患肢を自己の身体の一部として認められないと自覚しているといわれている。これはCRPSについても同様の事象が確認されており、約32％についてやはり患肢を自己の身体として感じられないというのである[55,58]。CRPSは正確には神経障害性疼痛には含まれないが、脳内の神経機構については似たような反応を示すことが明らかになっている。

また、この身体の認知低下については、複数の角度から撮影した身体部位の左右をできるだけ早く回答するというメンタルローテーション（心的回転課題）という課題においても、その回答スピードが遅延することが明らかとなっている[59]。過去の実験では、四肢の切断後の幻肢痛患者やCPRS患者において健側では正確に判断できるのに対して患肢の判断速度は明らかに遅延することがわかっている。これはすなわち、脳内での運動の表象、運動イメージの想起能力の低下を示していると考えられる。

通常、メンタルローテーションを行う際には頭頂葉の後部が活性化される

ことがわかっているが[64]、この頭頂葉後部は自己身体の所有感（Body ownership）の首座と考えられている。ゆえに、このような疼痛疾患においては頭頂葉後部の機能障害が生じている可能性が示唆されている。先に述べた体性感覚野の狭小化や求心性情報の遮断による体部位再現の変質と頭頂葉後部の機能低下には密接な関係があるのではないか考えられ、これらは体性感覚から運動を発現するまでの重要な役割を担っている箇所であるため、CRPSにおいて非常に運動が稚拙になったり、運動イメージ自体が想起できないといった事象にも関連があると考えられる。

　本書で展開していく痛みのリハビリテーションの仮説として、身体を正しく感じることと痛みの改善についての可能性を示唆する知見であろうと考えられる。特に、自己身体の認知においてはMelzack[65]がニューロマトリックス・セオリーを提唱しているが、近年では運動前野を中心とした「body matrix」と呼ばれる脳領域が形成されることが明らかとなっている[66]。この領域には他者の運動を観察することによって賦活されるミラーニューロンも豊富に分布しており、他者の運動観察がこの機能異常に与える影響についても今後の研究の成果が待たれるところである。

■触覚識別課題と痛み

　これまで、痛み患者において脳内のさまざまな変化が生じていることは述べてきたが、これらの諸問題に対して触覚の識別課題を用いることにより疼

図21●触覚識別課題

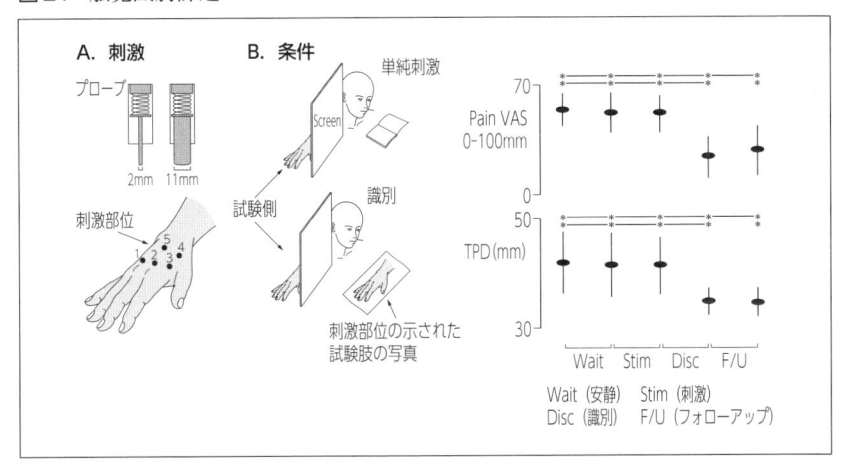

痛の改善を図った実験がある。Moselyら[67]は触覚識別課題を行うことで、知覚の改善に伴いCRPS患者の痛みが減少したと報告している。この実験においては、身体部位のポインティング課題（場所を識別させる）と同時に、アタッチメントの太さを識別させている。実験においてこのアタッチメントを用いてただ単純に刺激をした場合には痛みの減少はみられなかったが、識別をさせることにより有意に疼痛が減少した。

■ 慢性疼痛と情動・思考

　生物が生命を維持するために、危険を回避することが重要であることはいうまでもないが、この危険を回避するための重要な脳の部位として扁桃体がある。扁桃体は、痛みや恐怖に対して反射的に手を引っ込める、逃避するなどの反応の際に活動する部位であり非常に速度の速い神経回路（低次回路）と遅い回路（高次回路）をもつことが明らかになっている。また同時に、扁桃体と内側前頭前野には強い機能連結があることがわかっており、互いに抑制関係にあるとされている。

　Quirkら[68]は、内側前頭前野（下辺縁皮質）を破壊したときには恐怖条件づけの消去を抑制するということを明らかにしており、内側前頭前野が扁桃体で処理する恐怖について価値づけをしていることがわかった。また、

図22 ● 慢性疼痛に関わる脳部位

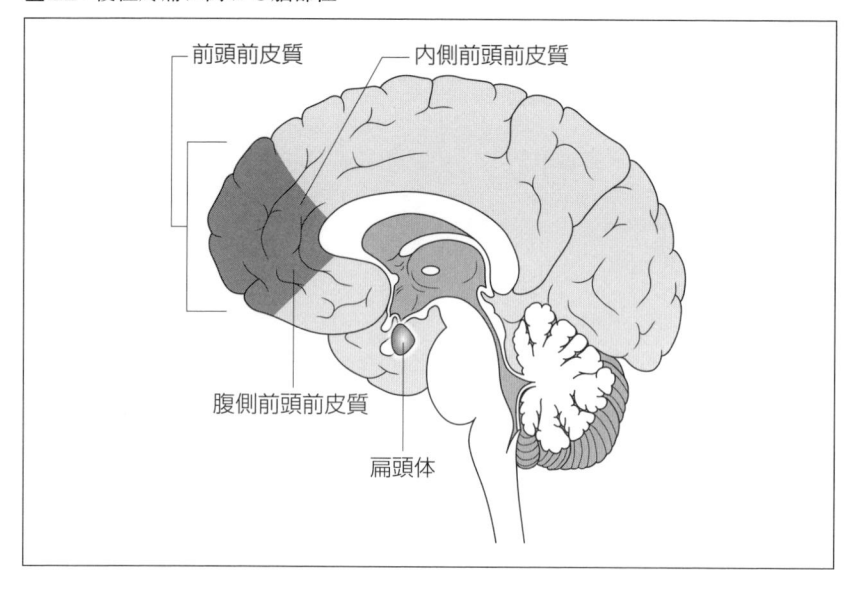

Neugebaurら[69]の関節炎モデルを利用した実験では、痛刺激によって扁桃体基底核外側核の活動は高まり、内側前頭前野の活動は減少するという関係を示している。また、Apkarian[70]は慢性疼痛患者においては前頭前野や前帯状回の器質的な萎縮があることを明らかにしている。前頭前野、特に背外側前頭前野は注意、ワーキングメモリー、プランニング、概念に関わると同時に下行性疼痛抑制系を介して痛みを調節する部位であるといわれている。慢性疼痛によって思考に関わる前頭前野の機能低下を生じることで、痛みの調節機構の一部を破綻させ痛みを増大させると同時に、意思決定などの低下を招いている可能性がある。一方で、背外側前頭前野の働きが正常化すると痛みは減少することもわかっており、非常に密接な関係があるといえる。

■ 痛みの再解釈（reappraisal）による鎮痛

痛みは経験であるがゆえに、過去の記憶や文化的背景により修飾を受ける。つまり、痛みという現象について患者自身の「解釈」というものが生じる。たとえば、筋力トレーニングを行ったスポーツ選手が翌日に筋痛を感じれば、「トレーニングがしっかりできた」と充実感を感じるかもしれないが、運動療法をはじめて行った高齢者が翌日筋痛を感じれば「運動して体を痛めた。気をつけなければ」と感じるかもしれない。同じ「遅発性筋痛」という現象に対しても、置かれている立場や解釈によってポジティブにもネガティブにも解釈される。

このように刺激に対してどのように意味づけするかを「解釈」といい、この解釈の観点を変更することを「再解釈（reappraisal）」という[71]。この再解釈は本来心理学の分野で多く用いられてきたが、Ochsnerら[72]はいくつかの研究から、脳機能としてポジティブな再解釈には外側前頭前野が、ネガティブな再解釈には内側前頭前野の活動が関与するとしている。Wagerら[73]の実験では、これから生じることにポジティブな解釈をするように指示した後に不快な写真を観察させると、外側前頭前野が側坐核に対して促進的に働き、扁桃体に対して抑制的に働くことにより不快な情動が抑制されたことを示している。その他の研究では、ノセボ効果についてネガティブな解釈をする者ほど痛み関連領野の活動を高めることもわかっており[74]、事象に対するネガティブな解釈が痛みそのものを増大させる可能性を示している。

このように、痛み自体をどのように捉えるかということにおいても、私たちの介入の可能性は十分あり、次の章ではリフレーミングといったコミュニケーション技法についても詳述する。

文　献

1) 池田光穂：苦悩と神経の医療人類学．世界思想社，1995
2) 丸田俊彦：痛みの心理学．中公新書，1989
3) 半場道子：痛みのサイエンス．新潮社，2004
4) 北森嘉蔵：神の痛みの神学．講談社学術文庫，1986
5) Woof CJ：Somatic pain – pathogenesis and prevention. *British Journal of Anaesthesia* 75: 169-176, 1995
6) Engel G：Psychogenic pain and the pain-prone patient. *Am J Med* 26: 899-918, 1959
7) Bonica J：The Management of pain. Lea & Febiger, 1953
8) Loeser JD et al：Pain: an overview. *The Lancet* 353: 1607-1609, 1999
9) MacCafery et al：Pain; clinical Manual for Nursing Practice. C V Mosby, 1989
10) Melzack R et al：The challenge of pain. Penguin Books, 1988
11) Melzack R & Casey KL：Sensory, motivational and central control determinants of chronic pain: A new conceptual model. In: Kenshalo DR: The skin senses: Proceedings of the first International Symposium on the Skin Senses, held at the Florida State University in Tallahassee, Florida, p432
12) 仙波恵美子：痛みの識別・情動・認知に関わる神経回路．ペインクリニック30：41-49，2009
13) Vlaeyen JW et al：Fear-avoidance and its consequences in chronic musculoskeletal pain: a state of the art. *Pain* 85; 317-332, 2000
14) 細井昌子：心因性慢性疼痛．治療90：2063-2072，2008
15) 荻野祐一：痛みと情動．ペインクリニック30：914-921，2009
16) Burgess PR et al：Myelinated afferent fibres responding specifically to noxious stimulation of the skin. *J Physiol*. 190: 541-562, 1967
17) Bessou P et al：Response of cutaneous sensory units with unmyelinates fibres to noxious stimuli. *J Neurophysiol*. 32: 1025-1043, 1969
18) 厚生労働省研究班：痛みの教育コンテンツVer1.01，2012
19) 佐藤昭夫：痛みの受容機構と鎮痛機構．高倉公朋，他（監）：痛みの神経科学．メジカルビュー社：30-35，1997
20) Jurius D et al：Molecular mechanisms of nociception. *Nature* 413: 203-210, 2001
21) Rexed B：The cytoarchitecyonic organization of the spinal corf in the cat. *J Comp Neurol*. 96: 415-495, 1952
22) Rexed B：A cytoarchitectonic atlas of the spinal cord in the cat. *J Comp Neurol*. 100: 297-379, 1954
23) McMahon SB：Spinal mechanisms in somatic pain.: The Neuobiology of pain. Manchester University Press, 1984
24) Mense S et al：Spinal terminations of nociceptive afferent fibres from deep tissues in the cat. *Neurosci Let* 66: 168-174, 1986

25) 小山なつ：痛みと鎮痛の基礎知識－基礎編．技術評論社，2010
26) 植田弘師：わかる痛み学．ブレーン出版，2009
27) Hsieh JC et al：Central representation of chronic ongoing neuropathic pain studied by positron emission tomography. *Pain* 63: 225-236, 1995
28) 柿木隆介，他：痛覚認知のイメージング．神経進歩 48：261-273, 2004
29) Price DD et al：Plasticity in brain processing and modulation of pain. *Prog Brain Res* 157: 333-352, 2006
30) Apkarian AV et al：Human brain mechanisms of pain perception and regulation in health and disease. *Eur J pain* 9: 463-484, 2005
31) Treede RD et al：The cortical representation of pain. *Pain* 79: 105-111, 1999
32) Calejesan AA et al：Descending facilitatory modulation of behavioral nociceptive response by stimulation in the adult rat anterior cingulated cortex. *Eur J Neurosci* 77: 3370-3380, 2000
33) 長櫓 巧：知覚異常．小川節郎（編）：痛みの概念が変わった．真興交易：pp10-11, 2008
34) Sugiura T et al：Bradykinin lowers the threshold temperature for heat activation of vanilloid receptor 1. *J Neurophysiol* 88: 544-548, 2002
35) Tominaga M et al：Potentiation of capsaicin receptor activity by metabotropic ATP receptors as a possible mechanism for ATP-evoked pain and hyperalgesia. *Proc Natl Acad Sci USA* 98: 6951-6956, 2001
36) Scaible HG et al：Afferent and spinal mechanism of joint pain. *Pain* 55: 5-54, 1993
37) Mendell LM et al：Response of single dorsal cord cells to peripheral cutaneous unmyelinated fibers. *Nature* 206: 98-99, 1965
38) Allen G et al：Epidenulogy of complex regional pain syndrome: a retrospective chart review of 134 patients. *Pain* 80: 539-544, 1999
39) Schwartzman RJ et al：The movement disorder of reflex sympathetic dtstrophy. *Neurology* 40: 57-61, 1990
40) Bulter SH et al：Disuse and CRPS.Harden RN, et al (eds): Complex Regional Pain Syndrome. *IASP press*, pp141-150, 2001
41) Takelsen AJ et al：Experimental forearm immobilization in humans induced cold and mechanical hyperalgesia. *Anesthesiology* 109: 297-307, 2008
42) Ushida T et al：Changes in dorsal horn neuronal response in an experimental wrist contracture model. *J Orthop Sci* 6: 46-52, 2001
43) Okamoto T et al：Sensory afferent properties of immobilized or inflamed rat knees during continuous passive movement. *J Bone Joint Surg* Br 81: 171-177, 1999
44) 山本 綾，他：ラット足関節不動化による活動制限は痛みを促進する．理学療法学 36: 305-311, 2009
45) 沖田 実（編著）：関節可動域制限－病態の理解と治療の考え方．三輪書店，2008
46) Harris AJ：Cortical origin of pathological pain. *Lancet* 354: 1464-1466, 1999
47) Pleger B：Mean sustained pain levels are linked to hemispherical side-to-side differences

of primary somatosensory cortex in the complex regional pain syndrome I. *Exp Brain Res* 155: 115-119, 2004

48) Moseley GL：I can't find it! Distorted body image and tactile dysfunction in patients with chronic back pain. *Pain* 140: 239-243, 2008

49) Vartiainen N *et al*：Cortical reorganization in primary somatosensory cortex in patients with unilateral chronic pain. *J Pain* 10: 854-859, 2009

50) Peltz E *et al*：Impaired hand size estimation in CRPS. *J Pain* 12: 1095-1100, 2011

51) Lewis JS *et al*：Wherever is my arm? Impaired upper limb position accuracy in complex regional pain syndrome. *Pain* 149: 463-469,2010

52) Flor H *et al*：Phantom limb pain：a case of maladaptive CNS plasticity? *Nat Rev Neurosci* 7: 873-881, 2006

53) 住谷昌彦, 他：幻肢痛の脳内メカニズム. 日本ペインクリニック会誌 17：1-10, 2010

54) Ramachandran VS *et al*：Phantom limbs and neural plasticity. *Arch Neurol* 57: 327-320, 2000

55) McCabe CS *et al*：Simulating sensory-motor incongruence in healthy volunteers: implications for a cortical model of pain. *Rheumatology* (Oxford) 44: 509-516, 2005

56) McCabe CS *et al*：Somaesthetic disturbances in fibromyalgia are exaggerated by sensory motor conflict: implications for chronicity of the disease ? *Rheumatology* (Oxford) 46: 1587-1592, 2007

57) Ramachandran VS *et al*：Synaesthesia in phantom limbs induced with mirrors. *Proc Biol Sci* 263: 377-386, 1996

58) Fimk GR *et al*：The neural consequences of conflict between intention and the senses. *Brain* 122: 497-512, 1999

59) Coslett HB *et al*：Mental motor imagery indexes pain: the hand laterality task. *Eur J Pain* 14: 1007-1013, 2010

60) Shepard R *et al*：Mental rotation of three-dimensional subjects. *Science* 171: 701-703, 1971

61) Persons LM：Integrating cognitive psychology, neurology and neuroimaging. *Acta Psychol (Amst)* 107: 155-181, 2001

62) Johnson AM：Speed of mental rotation as a function of problem solving strategies. *Percept Mot Skills* 71: 803-806, 1990

63) Vingerhoets G *et al*：Motor imagery in mental rotation: and fMRI study. *Neuroimage* 17: 1623-1633, 2002

64) Cohen M：Changes in Cortical Activities During Mental Rotation: A mapping study using functional magnetic resonance imaging. *Brain* 119: 89-100, 1996

65) Melzack R：Pain and the neuromatrix in the brain. *J Dent Educ* 65: 1378-1382, 2001

66) Moseley GL *et al*：Bodily illusions in health and disease: physiological and clinical perspectives and the concept of a cortical 'body matrix'. *Neurosci Biobehav Rev* 36: 34-46, 2012

67) Moseley GL et al : The effect of tactile discrimination training is enhanced when patients watch the reflected image of their unaffected limb during training. *Pain* 144: 314-319, 2009
68) Quirk GJ et al : Prefrontal Mechanisms in Extinction of Conditioned Fear. *Biol Psychiatry*: 337-343, 2006
69) Neugebauer V et al : Cognitive impairment in pain through amygdala-driven prefrontal cortical deactivation. *J Neurosci* 30: 5451-5464, 2010
70) Apkarian AV et al : Chronic back pain is associated with decreased prefrontal and thalamic gray matter density. *J Neurosci* 46: 10410-10415, 2004
71) Gazzaniga MS et al : The Cognitive Neuroscience (Forth Edition). The MIT Press, 2009, pp961-972
72) Ochsner KN et al : Rethinking Feelings: An fMRI Study of the Cognitive Regulation of Emotion. *J Cogn Neurosci* 14: 1215-1229, 2002
73) Wager TD et al : Prefrontal-subcortical pathways mediating successful emotion regulation. *Neuron* 59: 1037-1050, 2008
74) Kong J et al : A Functional Magnetic Resonance lmaging Study on the Neural Mechanisms of Hyperalgesic Nocebo Effect. *J Neurosci* 28: 13354-13362, 2008

第4章
患者との対話のために

…江草典政

患者と話すということ

　リハビリテーションにおいて患者の言葉が鍵になる可能性は本書の対話の中からも理解していただけたであろう。しかし、臨床場面において患者の言語を引き出すことは容易なことではない。それは臨床に携わっている読者であれば十分理解できることであろう。なぜ対話は難しいのであろうか。それは、多くの患者は「痛みに関する言語」「身体を表現する言語」をほとんどもちあわせていないからである。それと同時に、患者はみな「得体の知れない身体の現象」を医療者に対して表現することに対して少なからず心の障壁を抱えているからである。

　「こんなことを言っても信じてもらえないのではないか」

　実際、リハビリテーションの場面で遭遇する患者はそれまでの過程における治療過程や周囲の人間との会話で痛みや、身体の違和感についての経験を語っていることが多い。しかし、人に語る経験の中で「理解」されないということをすでに経験していることも多いのである。まずリハビリテーション・セラピストは患者が話す言語には目の前の患者の世界のごく一端しか表現されていないこと、そして患者は自分の身体、痛みを表現するための言語をもちあわせていない可能性があること、またこれまでの経験を話すことに対して「構え」があることをしっかりと理解することが対話にあたり必要なのではないだろうか。

　そのような構えのうえで、もうひとつ求められる能力がある。それは、相手の言語や感情を引き出すための環境作りや言語、非言語コミュニケーションにおけるスキルである。筆者も他者とのコミュニケーションはけっして得意ではないが、患者と対話をするための準備をすることで解決できることも多い。

　ペイン・リハビリテーションに関しては、認知行動療法や心療内科の関わりが重要であることは最近の研究結果からも明白であり[1-8]、特に認知行動療法については慢性疼痛患者の痛み行動の変容に際して非常に有効であることもわかっている。認知行動療法や心療内科の取り組みについては簡単に述べられることでもなく成書を参考にして患者のために役立てていただきたい。

　本書では、患者の痛みの経験を受け止めるための対話の方法について、その姿勢や実践可能なテクニカルスキルから考えてみたい。

患者と話すために

　痛みを経験している患者がもつ特徴について筆者なりの経験を先に述べた。リハビリテーションを進めるにあたって、どのような時期に何を配慮すべきなのであろうか。おそらくは、患者との信頼が形成されるまでの時期、つまり初診から数回のセッションまでが非常に重要であると考える。この時期にセラピストがすべきことは痛みの経験を「問う」ことではなく、患者のこれまでの行動をまず受け止めることである。

　先に述べたように、セラピストにとっては患者と対面したときが診療のスタートであるが、患者のリハビリテーションはもっと前の段階からすでに始まっている。受傷し、治療し、痛みという現象が変わらないことに対して不安を抱き、さまざまな情報を人やインターネットから収集し、「我慢してよい痛みなのか？」「病院にかかるべき痛みなのか？」「頑張らなきゃいけないのに…」とさまざまな葛藤や不安の末に私たちの前に立っていることを理解しておく必要がある。

　そのような患者の来歴に想いを馳せることができれば、
「今まで大変だったでしょう。よくここまで来てくれましたね。」
「いろいろ不安だったでしょう。」
と相手の葛藤、不安との戦いへの労いの言葉が出てくることは不思議ではないはずである。

　とかく私たちは、「障害や現象を回復させること」に終始し、それに必要な情報を聴取（尋問）してしまうことが多い。もちろんそれはいずれ重要になることであるが、最初にすべきことではない。信頼関係の構築が安心を呼び、その安心は痛みという現象を和らげる可能性があるということも証明されており[9]、それこそ私たちがまず意識すべきことであろう。

経験を引き出す

　患者と話すためにまずできることを述べたが、実際に痛みの経験や身体経験を探るためにはどのようなポイントに注意すればよいのかを考えてみたい。しかし、コミュニケーションは相手と自分の関係性の中で展開されるものであり、実際の患者では患者個々の性格や来歴によってさまざまなポイントを組み合わせる必要があることはよく留意されたい。

① 選択肢を与える

　患者は自分の身体を表現する言葉をもち得ない。言い換えれば、どのように表現してよいのかわからないのが実情であろう。また「こんなことを言っても…」と話すこと自体をためらっている場合がある。「話さない」のではなく「話せない」ことがあるということである。そのような場合には、選択肢を与えることにより対話が加速することがある。たとえば、下肢の身体感について問うのであれば、

　　「わかりにくい質問ですよね。じゃあ、これから言うものに近いものがありますか？」
　　「1、私の足は目を閉じても、そこにある感じがはっきりわかる」
　　「2、なんだか輪郭がはっきりしない感じがある」
　　「3、目を閉じたら、どこかに消えてしまう！？」
　　「4、だいたい、私の聞いていることの意味がさっぱりわからない（笑）」
　　「さあ、どうですか？」

といった具合である。ポイントは一般常識から考えて「ありそうな選択」に加えて「突拍子もない選択」を加えておくことである。このように「こんなことを言ってもよいのか？　信じてもらえないのでは？」「頭が変だと思われるのではないか？」という患者の心理がある可能性があるのであれば、先にこちらから突拍子もない（と常識からは思えること）を選択肢として提示するのである。医療者が選択肢を提示することにより、「医療者がそんな質問をするなら、あり得ないことではないのではないか？」という心理を引き出せる可能性がある。

② 出てきた答えをしっかりと受け入れる

　患者はさまざまな痛みと身体を経験している。健常な状態では理解しがたい経験が事実として生じることがあるのである。せっかく患者が表出した内容に関して、「さすがにそんなことはないでしょう」とか「ちょっと変じゃないですか？」といった反応を返すべきではない。なぜなら、その違和感、「おかしいのではないか？」ということは患者本人が重々承知しているからである。うなずきやアイコンタクト、後に紹介するバックトラッキングを使いながら否定せずしっかりと受け入れる必要がある。

③ 発言や表出した行動そのものを肯定する

　患者は自己の経験を話すことに対して強い不安をもっている場合が多いことは先に述べた。相手に受け入れられなかったら、変に思われたらと、言い

出したらきりがないほどの不安を抱えている。そのような不安は、些細なことで「心を閉ざす」ことに繋がりかねない。セラピストは常に「話してくださってありがとう」、「いろいろ話してくださったから参考になりました」というスタンスを崩さずに接することが重要である。このように表出する行動自体を肯定化することにより、さらに細かな言語を引き出すことができる可能性がある。

④セラピストの視線や表情に注意する

セラピストもリハビリテーションをどう進めていくのか、またどのような評価を進めていくのかなど、リハビリテーションの今後を考えながら患者と対話することになるわけで、不安を伴う。そのような場合にはセラピストの相づちや目線、表情にも変化が現れやすい。メラビアンの法則によれば、「好意、反感などの態度や表情のコミュニケーション」においてメッセージの送り手がどちらともとれるメッセージを送った場合、相手に与える印象は、「(0.07×言葉)+(0.38×声色)+(0.55×顔面表情)」で決定されるといわれている。ボディランゲージなどの非言語情報が相手に与える影響が非常に強いことを理解する必要がある[10]。

特にこのときに私たちが注意すべき事項として「ダブルバインド（double bind）」という状態がある。ダブルバインドは心理学者のグレゴリー・ベイトソンによって1956年に提唱された理論であり[11]、ある人が発するメッセージと非言語でのメタメッセージに矛盾が生じたコミュニケーション状況を指す。これは、生物の間で交わされるさまざまなメッセージには複数のレベルが存在するというものであり、その複数のレベルにおいてメッセージが矛盾しているというものである。リハビリテーションの場面においては課題の遂行において「うまくいかなくても大丈夫です」と言語では伝えながらも、実際に患者が何かを間違ったときにセラピストが発するメタメッセージ（表情や仕草）が「なんで間違えるの？」という異なるメッセージになるというものが続いたときに生じるものである。セラピスト側、すなわち指導者側がダブルバインドのきっかけになることがほとんどであり、指導者側の感情、情動の状態と実際の指導内容や理論の不一致などにも注意が必要であり、セラピスト側のセルフモニタリング能力が問われる。

対話のために必要なカウンセリングの基礎知識

ここからは実際のコミュニケーション・スキルとしての各種の方法論を紹

介したい。ここから掲載する各種のスキルについてはリハビリテーションにおいて有用と考えられる部分の抜粋であり各法のすべてを網羅しているものではない。実践にあたってはぜひ成書を読んでいただきたい。

■ マイクロカウンセリング

マイクロカウンセリングはIvey（1971）により提唱された[12]。それまでさまざまな心理学者によって提唱された、来談者中心カウンセリングや指示的カウンセリングなどいろいろなカウンセリングに共通する基本的な技術を抽

図23●マイクロカウンセリングの階層表

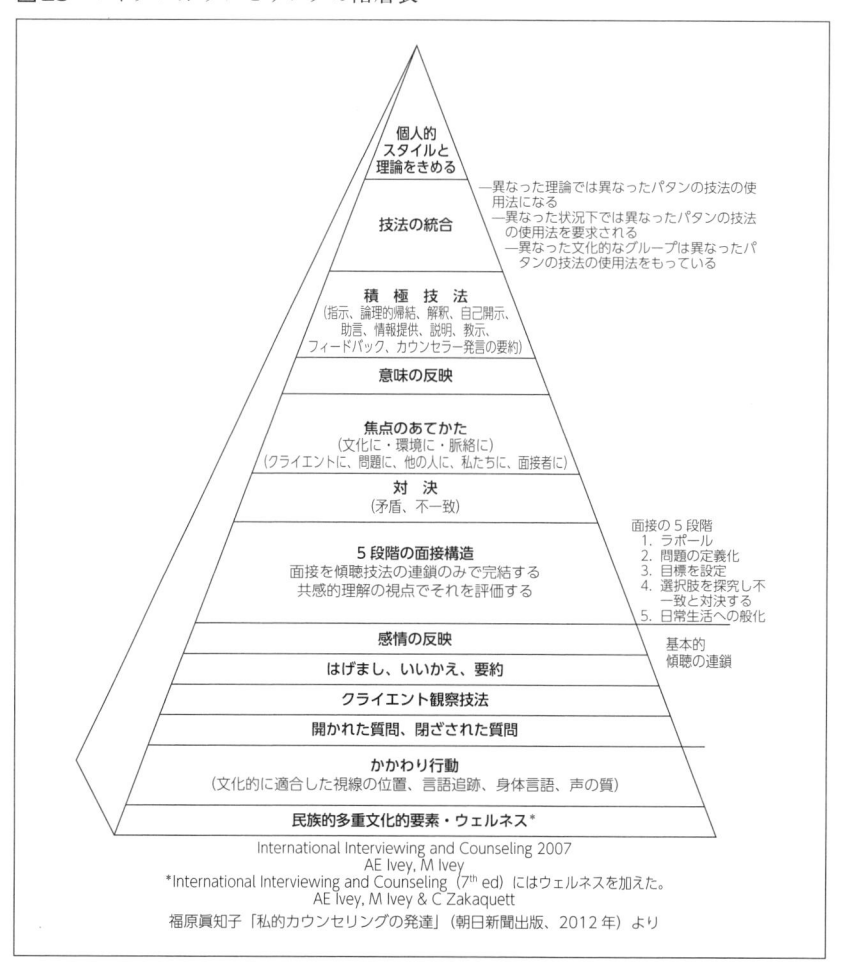

（ピラミッド図：上から下へ）
- 個人的スタイルと理論をきめる
- 技法の統合
  - 異なった理論では異なったパタンの技法の使用法になる
  - 異なった状況下では異なったパタンの技法の使用法を要求される
  - 異なった文化的なグループは異なったパタンの技法の使用法をもっている
- 積極技法（指示、論理的帰結、解釈、自己開示、助言、情報提供、説明、教示、フィードバック、カウンセラー発言の要約）
- 意味の反映
- 焦点のあてかた（文化に・環境に・脈絡に）（クライエントに、問題に、他の人に、私たちに、面接者に）
- 対決（矛盾、不一致）
- 5段階の面接構造　面接を傾聴技法の連鎖のみで完結する　共感的理解の視点でそれを評価する
- 感情の反映
- はげまし、いいかえ、要約
- クライエント観察技法
- 開かれた質問、閉ざされた質問
- かかわり行動（文化的に適合した視線の位置、言語追跡、身体言語、声の質）
- 民族的多重文化的要素・ウェルネス*

面接の5段階
1. ラポール
2. 問題の定義化
3. 目標を設定
4. 選択肢を探究し不一致と対決する
5. 日常生活への般化

基本的傾聴の連鎖

International Interviewing and Counseling 2007
AE Ivey, M Ivey
*International Interviewing and Counseling (7th ed) にはウェルネスを加えた。
AE Ivey, M Ivey & C Zakaquett
福原眞知子「私的カウンセリングの発達」（朝日新聞出版、2012年）より

出し、それぞれの特性を活かしてより高い効果を狙ったものである。

マイクロカウンセリングでは、もともと理論背景の異なるさまざまなカウンセリングの技法を重要なエッセンスを抽出した学びやすい単位に分け実践的に学ぶことができるようにしたものである。特にこのマイクロ技法は信頼関係の構築においては非常に有用であると考えられており、コミュニケーションの基礎である「かかわり行動」と「基本的傾聴の連鎖」を提唱している。

■ かかわり行動[12]

かかわり行動とは、聴き手の積極的な傾聴の姿勢を話し手に示す手法の総称で、具体的には以下の4つのことをいう。後に解説する神経言語プログラミング（NLP）においても中心となる技法である

①相手に視線を合わせる
②身体言語（身振り手振りや姿勢など）に配慮する
③声の質（大きさ、トーン、スピードなど）に配慮する
④言語追跡をする（相手が話そうとする話題を安易に変えたりせずについていく）

■ 基本的傾聴の連鎖[12]

基本的傾聴の連鎖とは、かかわり行動を土台にして、話を深めていく手法の総称で、以下の4つのことをいう。これらは、連鎖的に使うことで効果を発揮するとされている。

①開かれた質問、閉ざされた質問（Open-ended & Close-ended question）

適度に質問を交えることで、話を深めていくことを意図するものであり、閉ざされた質問と開かれた質問に分けられる。前者はYesかNo、もしくは特定の答えで答えられるもの（例：今、痛みはありますか？　どこですか？）であり、後者は患者の表現を要するものである（例：今日の痛みはどんな感じですか？　この1週間はどうでしたか？）

閉ざされた質問は答えやすさはあるが、話が展開しにくいという面もある。反対に、開かれた質問は、話が展開しやすいという利点があるが、連発すると問われた側に負担を感じさせることもある。したがって、両方を上手く使い分けるとよいとされる。特に患者自身が言語表出することに非常に苦手な意識がある場合や、開かれた質問で「どのように答えるべきか」たどり着けない場合には、閉ざされた質問に切り替えるなどの臨機応変さが求めら

れる。
②クライエント観察技法
　話し手の言いたいことをしっかりと理解するためには、相手の様子を慎重に観察する必要がある。

　＊クライエントの様子を観察する際のポイントは、言語的コミュニケーション（バーバル・コミュニケーション）と非言語的コミュニケーション（ノンバーバル・コミュニケーション）の両方に目配りすることである。言語的コミュニケーションとは、会話のセリフとして具体的な言葉で表わされている内容をいい、非言語的コミュニケーションとは、身体言語（身振り、手振りなど）や声の質（大きさ、トーンなど）のように言葉以外で表現されるレベルのものをいう。両方の変化や矛盾などに気づくことが、話を聴くうえで重要な注意点といえる。

③はげまし、いいかえ、要約
　「はげまし」とは、うなずいたり、相づちをいれるなどして、話し手の発言を促すことをいい、「いいかえ」とは、相手の用いた言葉を別の表現に置き換えることをいう。このような技法をバックトラッキングとも称する。また、要約とは話のエッセンスを確認することをいい、こうした技法は、会話を活性化したり、焦点を明確化する働きをする。この点については後に詳述する。

④感情の反映
　これは、話し手が「今ここ」で感じている気持ちに焦点を当てていく技法である。たとえば、「なかなか理解してもらえず、腹が立ってしまったんですね」、「麻酔科の先生によく話を聴いてもらえて安心したんですね」などのように、話し手の言語コミュニケーションと非言語コミュニケーションの両方を手がかりに、相手の気持ちを捉えてフィードバックしていくものである。感情の反映は、話し手が自分の心の底にある感情に気づく機会を与え、葛藤に向き合ったり、自己理解を深めることなどに役立つと言われている。

対話の実践のためのテクニカルスキル[13-16]

　ここまで対話のための基本的な姿勢や、カウンセリングの代表的な技法について解説した。ここからは実践のために必要な各種のスキルについて概説する。ここで紹介するスキルはコーチングやメンタリング、神経言語プログラミング（NLP：Neuro-Linguistic Programing）の技法から抽出したものである。

■ラポール形成へのプロセス

対話の基本が信頼関係にあることは先に述べたとおりであり、ペイン・リハビリテーションに限らず患者と対話するには必須の考え方である。

①相手をよく観察する：キャリブレーション

対話における非言語コミュニケーションの重要性は先に述べたが、リハビリテーションの対話においても患者の微妙な感情の変化を捉えることが必要である。そのために行うのがキャリブレーションである。本来キャリブレーションとは工業機器の調整などで用いられる言葉であるが、コミュニケーションにおいては非言語情報から相手の内的情報の手がかりを得るというものである。キャリブレーションはセラピストの五感を用いて行うことになるわけであるが、下記の情報に着目することにより相手の変化を捉えることができる。通常、日常生活でもキャリブレーションはコミュニケーションの基本的なものとして使用している。たとえば、患者が訓練課題の成果を報告する際に「できました」と表現したとしても、笑顔で言うのか、真顔で少し視線をそらしながら話すのではその裏に隠れた意味が違うことは容易に想像できるだろう。こういったことをしっかりと意識的に捉えることが重要である。

> A. 視覚を使ったキャリブレーション
>   顔の表情の変化、穏やかなのか険しいか。皮膚の色調や汗の有無、仕草の変化や姿勢の変化など。
> B. 聴覚を使ったキャリブレーション
>   声のトーンや抑揚、話すスピードやリズム、会話の数、比喩や擬態語の有無など。
> C. 触運動覚を使ったキャリブレーション
>   触れたときの反応や身体の動き、握手の強さや時間など。

②相手の言葉を伝え返す：バックトラッキング

相手との信頼感を築く方法として、バックトラッキングがある。バックトラッキングは会話の中での相手の言葉やキーワードを抽出して相手に伝え返すというものであるが心理学的に会話の内容について自分の言った内容を相手に繰り返して言われると、相手に理解されたという感情を抱きやすいとされている[17]。とかく、聴き手は相手に対してアドバイスをしがちな傾向はあるが、実際にはコミュニケーションの主体者の中にすでに感情や答えがある場合も多く、そのような場合に無理にアドバイスを提供するとかえって信頼

関係を崩すことになる[16]。

　また、キーワードを繰り返すことにより、さらにその情報についての追加情報が話しやすくなることもある。会話を例にとって確認してみよう。

> **バックトラッキングの例①**
>
> （バックトラッキングしない場合）
> 患者「先生、ここの所が昨日からすごく痛いんです」
>
> セラピスト「手術後ですからね、仕方ないですよね」
> 　　　　　「じゃぁ、冷やしますか」
> 　　　　　　　　　　→ここで表面上解決したように見える。
>
> （バックトラッキングした場合）
> 患者「先生、ここの所が昨日からすごく痛いんです」
>
> セラピスト「あら、大変でしたね。．．．．（感情の受容）不安だったでしょう（感情の反映）」「（患部を見ながら）ここのところが、昨日から、痛いんですね」
>
> 患者「そうなんです、昨日のお昼にぶつけちゃって……」
>
> セラピスト「ほう！ぶつけた。」
>
> 患者「そうそう、ぶつけたんです、家の棚の所に。そのあと自分で冷やしたんですけど、痛みが治まらなかったんです。」

　この例の場合、バックトラッキングしない場合はセラピスト側が痛みの理由について予測される妥当な結論を早々と提供してしまっている。仮にアドバイスの内容や痛みの発生原因がわかっていない場合でも、この場合、患者にとっては途中で話を遮られていることになる。この場合「きちんと話をきいてもらった」とは思えないのである。アメリカの実証研究では、医師と患者の外来診療でのコミュニケーションについて、患者がすべての関心事について話し終わるまで質問をせずにいられた医師は少数派で約25％であり、医師が聞き役に徹した場合においても平均23秒、基本的には18秒以内に患者の話を途中で遮って質問に入るという興味深い結果[25]もある。限られた時間の中で、どのように患者の声に耳を傾けるかについては思いのほか容易で

はないが、話しているうちに論点が移り変わる患者には、このバックトラッキングが論点を明確にするとともに、「話ができた」という患者の満足にも繋がるのである。

③相手のペースに合わせる：ペーシング

バックトラッキングとともに相手との信頼関係の形成のために有用なスキルがペーシングである。人は他者との共通点に安心感を覚える。その心理反応を応用した方法である。ペーシングについては相手の話すテンポやリズム、特徴に合わせていくことが基本になるが、非常に早口である人や感情の起伏が強い場合などはこちらから少しずつ会話のペースを調整することにより、自分のペースに同調させることも可能である。ペーシングしていく対象は以下の通りである。

1. 声のトーン、会話
   声の大小や、高低、リズム、スピードなど。
2. 呼吸のペース
   呼吸の位置や速度、リズムなど。
3. 感情の起伏
   相手の喜怒哀楽に沿うように言語の起伏を利用する。

④相手と同じ動作を意識的に行う：ミラーリング

ミラーリングはペーシングとよく似ているが、表面的にも確認できるジェスチャーなどを相手と同調させる方法である。姿勢の変化や動作はコミュニケーションの内容の切り替え時とも深い関係があるため感情の切り替えなどに同調しやすい。極端な例でいえば、どうしても伝えたいことがあって前のめりに相手に話しかけたときに「なになに？」と前のめりになって聞かれると、「聞いてもらっているな」と感じやすいのである。ミラーリングする対象は下記の通りである。

1. 表情
   笑顔や暗い表情、真剣な顔つきなど相手の表情に応じてこちらも表情を変化させる。
2. 姿勢
   手足の組み方や姿勢、前のめりなのか、少し横柄なのかなど。
3. 動作
   身振りや手振り、ジェスチャーなど。

■ 捉え方を変えて気づきを促す
①物事の捉えるサイズを転換する：チャンクアップとチャンクダウン[13]

　患者が現象を捉える際に非常に画一的な視点に立つ場合には、チャンクサイズを変えて物事の捉え方を変化させることが有効である場合がある。

　チャンクとは元々、言語学やコンピュータ用語として用いられ「塊」を意味する。コミュニケーション手法としては「情報のまとまり」を指し、その大きさをチャンクサイズという。物事を条件や内容の共通項を元にまとめる作業を「チャンキング」という。

　対象の捉え方の範囲を狭くし、小さくすることを「チャンクダウン」、反対に広げて大きくすることを「チャンクアップ」という。「木を見て森を見ず」というたとえがわかりやすいであろうが、チャンクダウンはこの場合、森を構成する木に焦点を当てて捉えるということであり、逆にチャンクアップは森を捉える、つまり広い視点で対象を捉えようとすることである。

　セラピストは患者が痛み関連行動を起こしたり、目標などについて考えが煮詰まったときにどのようなチャンクサイズで物事を捉えているかということを考え、それを変化させることにより患者の思考を柔軟に導くことが可能になる。

> **チャンクダウンの例**
>
> 患者「わたし、こんなことをしている場合じゃないんです。もっとしっかりしなきゃいけないんです」
>
> セラピスト「そうですか。もっとしっかりしなきゃいけないと思っているんですね。
> 　　○○さんが言う'しっかり'というのは具体的にどういうことなんですか？」
>
> 患者「たとえば、家のことがちゃんとできるとか、前向きになるとか……」
>
> セラピスト「家のことというと？」
>
> 患者「料理、そう、子どもにお弁当を作ってやりたいんです」
>
> →「しっかりする」という目標からチャンクダウンし目標を明確化する。

> また何ができれば目標が達成できるのかというところまでチャンクダウンすることも可能。

　この例では、患者の目標、意識は「しっかりする」というものであり、チャンクサイズが非常に大きく抽象的であり、具体的にどうすれば「しっかりするのか」は明確になっていない。この場合には不安や焦りばかりが強くなり、具体的な目標を立てられず、達成感を得ることも難しい。この「しっかりする」という大きな塊をほぐすのがチャンクダウンであり、例の場合では「しっかり」というものが何から構成されるのかを一緒に考えるスタンスをとる。結果として、「家事ができる」さらには「子どもにお弁当を作ること」というサイズまで具体化された。

　逆にチャンクアップの場合には、細かいことばかりが気になり大きな目標を見失いがちな患者に対して有効である。「あれもしなければ」「これもしなければ」と具体的な行動ばかりに気を取られてしまう場合には、「そもそも、この決まりができることでどんなことに繋がるんでしたっけ？」と目標の総体にチャンクアップする。

　物事というのは、細かく見たり俯瞰したりすることによって、より鮮明に描くことができるようになるものでありセラピストは患者の描く未来図や目標をさまざまな立ち位置から捉えられるように導くことが必要なのである。

② **物事の捉える枠組みを転換する：リフレーミング**[14]

　人はさまざまな物の見方や視点を通してある出来事を体験する。このものの見方のことを「フレーム」といい、このフレームを変えることを「リフレーミング」という。痛みの再解釈について痛みの認知神経科学の項で述べたが、その再解釈と同等の作業である。

　人間は、ある事象に意味づけを行いカテゴライズし、思考を節約することで生活している場合が多く、往々にしてひとつの側面でしか対象を捉えられなくなっている。特にペイン・リハビリテーションにおいて、痛みをどう捉えるか、自分の治療をどう捉えるかという認知の差は治療効果に大きく影響を及ぼす。つまり、生じている事象であっても、患者がどのように認識するかでまったく違う意味の体験になりうるということであり、リフレーミングによって状況や意味の違いを体験することがある行き詰まった状況を緩和することに繋がるのである。

　このリフレーミングがリハビリテーションの最も大きな鍵になると筆者は

考えている。

　ネガティブな捉え方をポジティブな捉え方にリフレーミングするには、物事を捉える価値や文脈、意味を患者にとって有益に転換することが重要である。

　いくつか例をとりながら考えてみよう。

> ### リフレーミングの例①
> ■人工関節術後の患者
> 患者「足をつくと人工関節が壊れるんじゃないかと思って、不安なんです。」
>
> セラピスト「なるほど、それは不安でしたね。でも、実は人工関節というのは体重を乗せることによってしっかりと骨にはまって丈夫になるんですよ！」
>
> 患者「そうなんですね。じゃぁ、しっかり足を踏ん張った方がいいですね」
>
> 解説：患者は「足をつく」ということに非常にネガティブなイメージがあり、その理由は「人工関節が壊れそう」というものである。そこで、（内容の正誤は別にして）「足をつく」ということがプラスになるという新しい文脈を提供することにより捉え方を変えている。

> ### リフレーミングの例②
> ■炎症が気になる患者
> 患者「手術から5日もたったのに、まだこんなに腫れていて痛いし、熱をもっています。」
>
> セラピスト「○○さん、あなたが運動したときに身体はあたたまる？それとも冷える？」
>
> 患者「あたたまります」
>
> セラピスト「身体を直してくれる小さな小さな働き者が体の中にい

るんですけどね、そいつらが今一生懸命あなたの身体をなおそうと思って働いているんです。だからポカポカあたたかいのです。頑張ってくれている証拠ですね！」

解説：この場合も、足の熱感というものに対して「何か悪い状況ではないのか」というフレームで患者は状況を捉えている。そこで熱感という事象を「修復の証拠」というふうにポジティブにリフレームしている。

リフレーミングの例：私の経験したペインより

リフレーミングの例の最後は三谷さんの経験の項から取り上げる。痛みや障害のある四肢をふがいないもの、取り去りたいものと考えてしまうことは、その苦痛や苦悩を考えても当然のことではあるが回復に向かうためには、価値観を転換することがとても重要になる。ひとつの質問でもリフレームが生じ得るのである。

2009年5月

今日は足の調子もよく、立位で、足底からの力を感じる課題を中心に‥
かかとまでの感覚は左右そろって、
皮膚の角質も復活して、いい感じなんだけど、
土踏まずと足指の間にある厚い部分が、
右足はしっかり弾力があって、床からの力をとらえられるのに、
左足はへな〜というかぺちゃ〜というか‥
床に吸いつけられちゃってる感覚で頼りない‥
右と同じように感じようと思うと体が左前に傾いちゃう‥
あと、かかとをつけて、足指をシーソーみたいなのに乗せて、
反対側の重さを考える課題が、まだ全然できない‥
どうやっても左が重いと感じてしまう‥
でも、かかとを上げて足首を動かさずにすると正解できるということが判明

‥不思議です‥
で、なんのかんので いろいろしゃべりながら課題を進めてたんだけど、
もうすぐ終わり、ってときに、江草さんに、何気に
「三谷さんの左足の気持ちってどんなでしょうね」って問いかけられて。
「‥は？！」
考えたことなかったなぁ‥
私にとっての左足は「困った奴」「頼りない奴」「切り落としたい奴」‥って、いいイメージ全くない‥っていうか、悪いイメージばっかり
ごめんよ左足くん‥悪かったなあ‥
君も一生懸命頑張ってくれてるんだよね。
なんか、はっとした一言でした。

私は、問われて初めて「この足は自分だった」と気づいたのです。
変な表現ですが「体にくっついているこの足のせいでこんな人生に」と、いつの間にか自分と左脚を分けて考えていたことに、このとき気づきました。
この問いをきっかけに、自分の中で何かが変わった気がしています。その後、痛みは波があるものの内服でのコントロール範囲内に収まるようになり、家の中では杖なしで過ごせ、長時間の外出もロフスト両杖で支障なくできるまでに回復、少し小走りもできるようになっていきました。

　リフレーミング自体は本来カウンセリングで用いられる技法であり、他のさまざまな状況での応用も可能である。うまくリフレームするにはセラピストのセンスや語彙能力も大きく影響するが患者のネガティブをポジティブに転換するという意味では非常に有効である。患者のネガティブコメントがどのような心理によって発せられるのかを十分に吟味しなければ、場合によっては非常に空しい言葉かけになる可能性もある[23, 24]。人の価値観、信念を変化させるというのは一筋縄ではいかないものである。しかしながら、身体と向き合うリハビリテーションの過程において自己の身体への価値観が高ま

ことは自己効力感に繋がり非常に重要と考えられる[5,8]。ゆえに私たちは最低限のコミュニケーション・スキルを備えると同時に、患者の言葉に向き合う真剣さが求められるのである。

文 献

1) Engel GL：The need for a new medical model: A challenge for biomedicine. *Science* 196: 129-136, 1977
2) Guzman J *et al*：Multidisciplinary rehabilitation for chronic low back pain: Systematic review. *BMJ* 322: 1511-1516, 2001
3) Vlaeyen JW *et al*：Fear-avoidance and its consequences in chronic musculoskeletal pain: a state of the art. *Pain* 85; 317-332, 2000
4) Gallagher RM：Rational integration of pharmacologic, behavioral, and rehabilitation strategies in the treatment of chronic pain. *Am J Phys Med Rehabil* 84: S64-S66, 2005
5) 阿倍哲也, 他：痛みの臨床心理学. 理学療法 23：23-27, 2006
6) Turner JA *et al*：Cognitive-behavioral Therapy for Chronic Pain. John D. Leoser: Bonica's Management of Pain. LIPPINCOTT WILLIAMS & WILKINS, Philadelphia, 2001, pp1751-1758
7) 児玉謙次, 他：認知行動療法. 小川節郎（編著）：痛みの概念が変わった. 真興交易, 2008, pp236-237
8) 松原貴子：認知行動療法. 眞下 節, 他（編）：複合性局所疼痛症候群 CRPS. 真興交易, 2009, pp203-210
9) Thomas KB：General practice consultation: is there any point in being positive? *Br Med J* 294: 1200-1202, 1987
10) パオロ・マッツァリーノ：反社会学講座. ちくま文庫, 2007
11) Bateson G *et al*：A Note on the Double Bind. *Fam Peoc* 2: 154-161, 1963
12) アレン・E・アイビイ（福原眞知子, 他訳編）：マイクロカウンセリング―"学ぶ, 使う, 教える"技法の統合：その理論と実際. 川島書店, 1985
13) 前田忠志：脳と言葉を上手に使うNLPの教科書. 実務教育出版, 2012
14) 西尾和美：リフレーム 一瞬で変化を起こすカウンセリングの技術. 大和書房, 2012
15) 土岐優美：コーチングのツボがわかる本, 秀和システム, 2012
16) ジョセフ・オコナー, 他（著）：杉井要一郎（訳）：コーチングのすべて：その成り立ち・流派・理論から実践の方針まで. 英治出版, 2012
17) スティーブン・パーマー（編著）：堀 正（監修）：コーチング心理学ハンドブック. 金子書房, 2011
18) Whitmore J：Coaching for performance: growing people, performance and purpose. Nicholas Brealey, 2002
19) 出江紳一：リハスタッフのためのコーチング活用ガイド. 医歯薬出版, 2009

20) 山田和宏：スタッフの早期戦力化とやる気を高めるコーチング技法．クインテッセンス出版，2007
21) 本間正人：コーチング入門．日本経済新聞出版社，2006
22) 鈴木義幸：コーチングの基本　この1冊ですべてわかる．日本実業出版社，2009
23) マイケル・ニーナン，他（著）：認知行動療法に学ぶコーチング．東京図書，2010
24) 小杉正太郎，他（著）：ストレスマネジメントマニュアル．弘文堂，2006
25) Beckman HB *et al*：The effect of physician behavior on the collection of data. *Ann Intern Med* 101: 692-696, 1984
26) 石川ひろの・武田裕子（監訳）：患者と医師のコミュニケーション．篠原出版新社，2007
27) 千田彰一，他：対話に学ぶ医療面接プラクティス．日経メディカル開発，2008
28) アーサー・クラインマン（江口重幸，他訳）：病の語り　慢性の病をめぐる医療人類学．誠信書房，1996
29) 山田冨美雄：ストレス自己管理のための健康教育．日本健康心理学会（編）：健康心理学基礎シリーズ4　健康教育概論．実務教育出版，2003，pp137-153

第5章

臨床を創る

…江草典政

はじめに

　ここまで、痛みに関する末梢と中枢の処理過程、そして患者との対話の基本的な事項について述べてきた。本稿では実際の臨床に向かうにあたってどのようなことに注意し臨床展開していくべきかを考えていきたい。ただし、この第2部の冒頭で述べたように、痛みはその発生メカニズムや責任部位によってその様相も適切な対処方法も異なる。

　つまり末梢組織の損傷や、それに起因する炎症による疼痛、いわゆる侵害受容性疼痛などについては急性期の適切な鎮痛薬の利用や物理療法による対処が有用であるし、CRPSなどの難治性疼痛では一般的な運動療法のみならず、近年明らかとなってきた中枢神経系のネットワークの問題に対する中枢神経の可塑的変化を促す治療課題が有用になる[1]。ペイン・リハビリテーションの大前提は、このように患者の痛みの原因、もしくは痛みを遅延させている原因を徹底的に吟味することである。痛みと向き合う専門家は痛みに関するさまざまな側面について理解し、患者個々の病態と治療アプローチを結びつける能力が求められる。

　本書では、患者が経験する痛み、特に明らかな組織損傷が認められないような場合にも患者の中で発生する痛みについて取り上げる。つまり痛みの基礎で述べた部分における「神経因性疼痛」ないし、「情報の不一致によって生じる疼痛」について「身体を正しく感じる」という側面について、そのアプローチを提案する。特に本書では認知神経リハビリテーションの概念や痛みの解釈に立脚して述べていく。

図1●ペイン・リハビリテーションの実践に向けて

【ポイント】
①痛みは患者本人の経験であり、器質的な損傷がない場合にも、脳内で自動的に生じることが医学的に明らかになっていることを知る。
②痛みを発生する器質的・機能的な問題の有無をチェックアウトすることが大前提であること。器質的な損傷、機能障害を見逃さない。
③痛みが脳内で処理されるのであれば、脳内の処理経路の問題を意識する必要があること。
④脳は可塑的であること。
⑤脳の可塑性を決定づけるのは、注意と意識、誤差学習であること。
⑥セラピストは対象者の脳内ネットワークの再編を起こすことができること。

認知神経リハビリテーションにおける痛みの解釈と仮説

　CRPSなどの難治性疼痛について中枢神経系の機能異常や体性感覚情報の混乱、不一致が重要なキーワードであることを述べてきたが（第3章を参照）、このような事実から認知神経リハビリテーションでは痛みとその治療仮説について次のように述べている[2]。

①痛みは身体の受容表面としての機能の変質が表出されたものと考える。
②身体は複数の情報源からの情報の総体として知覚される。
③「情報統合」のための情報源が損傷によって変質をきたし、損傷した組織から獲得される情報と他の部位から情報に整合性がないために、その情報は信頼できないものとなる。
④中枢神経系はそのような情報を「消去」しようとし、情報の消去により中枢神経系の不整合性のエラーとしての痛みが生じる。

　そして、Perfettiは、痛みの成因について次のようにも述べている。

　「人は痛みがあるがゆえに身体を知覚できないのではなく、身体を正しく知覚できないがゆえに痛みが生じるのである」

　痛みというものは本来、生体が危険を知るためのメッセージとして存在しており、組織損傷が生じた場合には侵害受容性疼痛により自己の身体が傷ついたことを知り、その結果、身体を保護したり、その環境から逃避することにより生命を守る。先天性無痛症においては、痛みを感じられないがゆえに熱傷や骨折、さまざまな外傷の診断が遅れたり、自傷行為による手指の損傷などを生じてしまう。このようにある側面において痛みは「生きるために」必要な情報のひとつであるわけで、脳内のネットワークの異常、特に知覚や視覚などの体性感覚情報の混乱や不一致が「痛み」として表現されるのではないかという視点が、認知神経リハビリテーションにおける痛みに対するアプローチのひとつの視点である。

臨床に必要なキー概念

■運動を捉える視点

　私たちは生きるためにさまざまな行為を生み出す。行為は人間の筋骨格系を運動させることによって、第三者にも確認可能な形として目の前に現れ

る。ゆえに私たちは、自分たちが目視可能な運動それ自体にフォーカスを当てて治療を展開するが、ここで少し立ち止まり「そもそもなぜ行為は生まれるのか」を考えてみる必要がある。行為の際に用いている筋や関節を「使用」しているのは誰なのであろうか。目の前の行為や運動に問題が生じているのであれば、その使用者である誰か（中枢神経系）が、道具（末梢器官）とどのような関係性を構築しているかを知ることは非常に有用であると考える。痛みについても同様であり、局所に痛みが存在する場合であっても痛みを感じているのは中枢神経系であり、この関係性により痛みが修飾されうる。ゆえに私たちは、人間が行為を生み出すときに隠れている部分に思考を向ける必要があるのである。

そして、生み出される行為にはその目的に応じて決められた段階（シークエンス）が存在する[3]。運動発現の瞬間や組み合わせ、筋採用のパターンなどには加えられた刺激に応じた一定のシークエンスが存在するというものである。運動シークエンスは、生体がその発達過程において外部環境に身体を適応させるために、知覚情報と運動出力とをきわめて複雑に組織化した結果、学習されたものと考えられている。私たちが提供する運動療法では、こういった複雑に組織化された運動シークエンスの再教育をどう行うかを考えなければならない。

■ 運動と認知過程

人間は、視覚・聴覚・嗅覚・味覚・触覚といった感覚器官を通して外部の情報を摂取し、危険を察知して回避したり、認知（知覚）した情報に基づいて適応的な行動を選択したり、心の内面に外部の対象に関するイメージや意味を形成したりする。人間の大脳新皮質によって実現される高次脳機能を中心とした情報処理過程を「認知（Cognition）」といい、現在の認知心理学（認知科学）では、人間の「知」の働きに認知過程を生み出す脳機能が重要な役割を果たしていると考えられている[4]。認知（Cognition）とは、外部の対象や事象に関する情報を「後天的な知識・記憶・学習」の影響を受けて理解する過程のことで、知覚（Perception）とは、目・耳・鼻・舌・皮膚の感覚器官から直接的に情報を摂取する過程のことである。知覚と認知は明確に区別できないが、後天的な学習活動や記憶内容、知識水準の影響を受ける情報処理過程である「認知（Cognition）」は、対象や事象に関する知識や経験と無関係に情報処理を行う「知覚（Perception）」よりも、より高次な情報処理過程であるといえる。

図25●認知過程

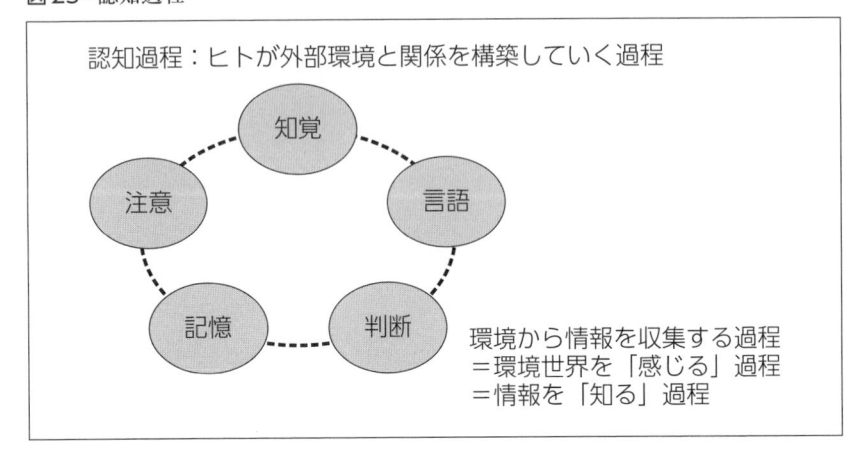

認知過程：ヒトが外部環境と関係を構築していく過程

知覚・言語・判断・記憶・注意

環境から情報を収集する過程
＝環境世界を「感じる」過程
＝情報を「知る」過程

　認知過程は大きく「知覚」「注意」「記憶」「判断」「言語」などといったコンポーネントから成立するが、これらは時間軸上で階層的に処理されるだけではなく、相互に関係し合い、相互補完的な立場をとる。
　読者の方々も、今の自分の価値判断やある事象への意味づけが過去のそれぞれの経験、記憶に大きく作用していることは誰も否定できない事実であろう。行為も同様に、これまでのさまざまな認知過程の作動の繰り返しにより絶えず修正されアップデートされているのである。これは先にあげた運動シークエンスの発達にも非常に大きな影響を与える。

■ 運動と認知過程の関係

　このように運動と認知過程には密接な関係があり、「運動はいくつもの認知的な機能の輪がつながったものの、最後に繋がる（目に見える）輪である」といえる。言い換えれば、私たちが対象者の表面から観察しうる運動の背後には多数の認知の連鎖が隠れているということである。
　ここで、これらの意味を「あぜ道を歩く」という行為に置き換えてみる。イメージしながら読み進めてほしい。ある子どもが農作業をしている祖父に昼食の時間になったことを知らせようとしているとする。目の前には草が生い茂ってはいるが真っ直ぐと祖父へ続くあぜ道がある。しかし、遠回りになるが、整った道も祖父の近くまで伸びている。彼にとっては歩き慣れているあぜ道であり、整地された道を歩く労力と、あぜ道のリスクを考えても、あぜ道がよかったためあぜ道を選んだとする。これも、ひとつの認知過程であ

図26●運動と認知過程の関係

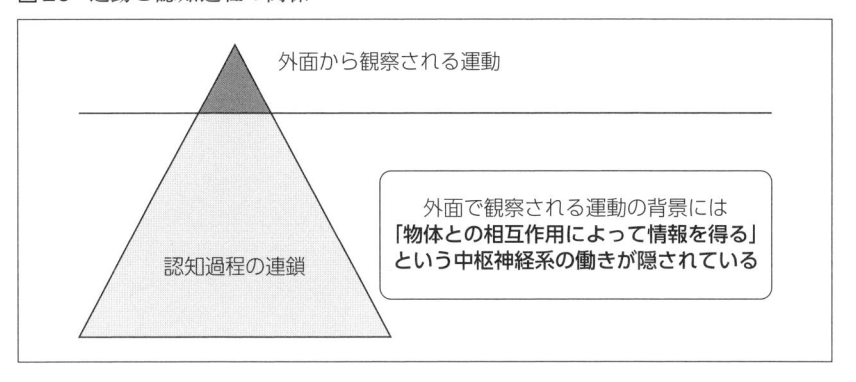

```
         外面から観察される運動
    ─────────────────────────
         外面で観察される運動の背景には
   認知過程  「物体との相互作用によって情報を得る」
   の連鎖    という中枢神経系の働きが隠されている
```

る。私たちはある目的をもって「移動」という行為を行うわけであるが、過去の経験から最善を思考しているわけである。あぜ道に入った彼は、思いのほか地面がぬかるんでいることを知る。それを身体のどの部位で知ったかといえば、足底である。彼の予想に反し、あぜ道は雨に濡れて柔らかく（圧力）、少し滑った（摩擦）。この情報を頼りに複数ある移動方法から「ゆっくり歩くこと」を選ぶ。それは、彼がこれまでの経験から、このような同様の場合に滑って転んで痛かったという事実を参照したからである。彼はゆっくり歩きながら、身体の動きの速度や足の上げ方などの運動覚情報を絶えず（無意識的に）モニタリングしながら前に進むわけである。この一つひとつの過程がすべて認知過程であり、行為の裏には必ず伴っている過程なのである。

■ 適切な行為のレシピ

　外面から観察しうる行為の背景に認知過程の連鎖が存在することは先に述べたが、実際に行為が生み出される脳内のネットワークを知ることは本書で紹介する運動療法を理解するために必要なエッセンスである。

　私たちが行為を行う際には、必ず運動イメージが想起される。運動イメージは、運動実行を伴わない心的な運動の表象であるとされており、運動イメージの想起には多くの脳領域が関わっていることがすでに知られている[6-8]。運動イメージは、あたかも自分が運動を行っているような筋感覚的運動イメージ（kinesthetic motor image）と他者が運動を行っているのを見ているような視覚的運動イメージ（visual motor image）に分けられ、前者を一人称的運動イメージ、後者を三人称的運動イメージと呼称する。

　筋感覚イメージについて、JeannerodとDecety[9-11]らは「運動イメージと運

動の準備に関わる脳内過程は異なるものではなく、運動に関する脳内の処理過程における程度の相違に過ぎない」としている。つまり、先に述べたように運動イメージとはヒトが行為を行う前に実際の運動をシミュレートする過程であり、運動の成立には不可欠なものと考えられる。

そして、これらの運動イメージは個々の身体イメージ、身体図式に大きく影響される。そして身体イメージや身体図式は下頭頂小葉などを中心とした頭頂連合野でさまざまな体性感覚情報が集約されることにより成立されることを考えると、その個々の体性感覚情報が正しく収集されているかどうかを評価することが重要ではないかと考えられる。つまり、人間の行為が生み出されるために必要な素材は、個々の身体図式を基に生み出された運動イメージであり、その根本が感覚運動情報であるということである。

ゆえに私たちは、患者が環境情報を、身体を使って「どのように感じているか」を患者の言語などから探ることが必要になるのである。

■ 運動器のもつ3つの視点

ここで「運動器」が担う役割を3つの視点から考える。「運動器」という単語を聞いてセラピストが真っ先に想起するのは「骨や筋」、「関節」などではないだろうか。そして、それらの機能はある運動をするための「実行器官」であり、身体を支持する「力学器官」であると認識していることが多いと思われる。Perfettiは運動器のもつ役割について、これらの機能の他に行為を変化させるために必要な各種の情報を収集する「情報器官」であると述べている[13]。つまり、運動器は中枢からの運動指令を観察可能な運動として表現するだけの器官ではなく、中枢神経系に情報を伝える役割があるということである。先に述べた認知過程の例においても、歩き方などの行為を変化させえたものは足底や関節覚から収集された感覚運動情報に他ならない。つまり私たちが運動療法を構築する際には、絶えず変化する環境の中で自分の身体状況の変化や環境情報の変化を適切にモニタリングする能力を身につけさせることや、どのようにすれば適切に行為を実行できるかを患者自らが判断できる（組織化）能力を身につけさせることが行為の回復に非常に近道である可能性があるわけである。これらによって、多くの運動シークエンス（バリエーション）の中から最も適切な運動ストラテジーを選択することが可能になるとともに、ひとつの経験から新しい環境や状況に対して行動を予期的に変化させる（フィードフォワード）能力をも獲得できる可能性がある。これは患者自身が自分自身で自由に行為を選択して生きていく能力と言い換えるこ

図27●運動器のもつ3つの視点

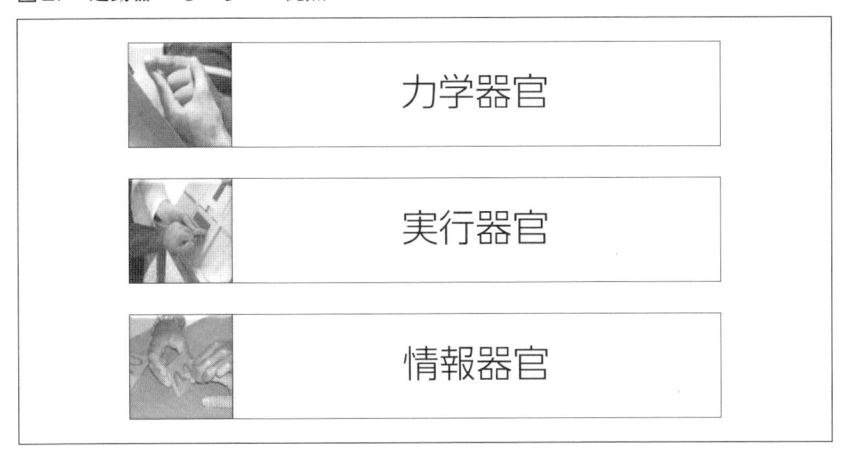

- 力学器官
- 実行器官
- 情報器官

とができよう。

痛みそのものや、痛みによる体性感覚野の変質が生じていることは先に述べた。また、中枢神経系における情報構築のエラーによって不快感や痛みが生じうる可能性についても述べた。これらを併せて考えると、運動器というものを「情報器官」と捉え行為の背後に隠れている「認知過程」のエラーを修復することが痛みの改善にも繋がる可能性があると考えられないであろうか。

つまり私たちが痛みと向き合う際には、外面から観察されうる症状や運動の異常を観察すると同時に患者の内部で表象される知覚や運動イメージといった認知過程について観察し、問題を修正する必要が生じるわけである。

■ リハビリテーションと言語

「痛みが経験」であるならば、私たちは患者自身がどのように痛みを経験しているかを考察する必要がある。この経験を知る唯一の手がかりが言語である。言語は患者が経験している痛みや身体の状況を患者自身の主観的な世界の様相に合わせてセラピストの前に表現されるものであるが、一般的なリハビリテーションにおいてはこの経験の言語についてはあまり治療に活かされていない。

言語には3つの種類があると考えられており、それらは「客観的言語」「主観的言語」と「経験の言語」といわれている[17]。客観的言語は現実を記録し他者に伝えるために機能しており、そこには発言者の主観は入らない。たと

えばニュースなどで表現されるような「関東地方で1時間に100mの降水があった」というような客観的な事実のことである。次に「主観的言語」は発言者の主観的世界を表現した言語であるが、その意味は完全に話し手の主観に依存するものであり、空想や詩的な世界表現の言葉も含まれる。ゆえに、話し手と聞き手が内容を共感することができる場合もあれば、できない場合もある。

　リハビリテーションで重要であると考えられるのは「経験の言語」である。これは、客観的な事実であると同時に主観的な言語であり主観的な要素を含むものである。しかし、客観的言語とは異なり、事実を忠実に表現したものとは一線を画する。つまり、主体が経験した事実を主体の経験や認知に基づき、その事実を「どう感じたのか」を記述するのが経験の言語といえる。

　この経験の言語をリハビリテーションに必要な形に解釈し、医学的な事実やアプローチの方略と繋ぐことが非常に重要ではないかと考える。本書で対談した三谷さんが「足の裏で剣山を踏んだような痛み」であると表現したり、「自分の身体の感覚はすりガラスの向こうにあるような、わずかな感じ」「関節を曲げると、軸がわからなくてグニャッとした感じがある」と表現したりしている言語がまさに経験の言語であるといえる。

■ 経験の言語を共有化するためのメタファー

　経験の言語がリハビリテーションにおいて重要である可能性について述べたが、経験の言語は客観的事実を主観的な表現で表すものの、そのすべてが聴き手であるセラピストと即座に共有されるわけではない。なぜならば、経験は個人の生きた記憶に大きく左右され、患者とセラピストのその経験が同じであることはありえないからである。このときに着目すべきツールとしてメタファー（隠喩：Metaphor）が考えられる。メタファーは「ある客体を、それと類似性をもつ別の言葉に置き換える」という修辞法のひとつである[18]。先の項であげた「剣山」は痛みを表すメタファーであり、おそらく三谷さんは自己の痛みの様相をセラピストに伝えるためにそれを最もよく表現するものとして剣山というメタファーを利用したと考える。この場合に、ほとんどの人間は剣山という物自体を踏んだ経験などないはずであるが、なぜ剣山と表現したのかということを分析してみる。

　ひとつには「ありえない経験」という意味が内在されてはいないだろうか？　CRPSで経験した痛みがこれまでに自己が経験したどの痛みとも一線を画している、表現の難しい経験であるからこそ「通常ではありえない」経

験の言葉を選択した可能性もある。また「鋭さや」「痛みが強く、とてもじゃないが床に足はつけない」といった意味も内在されている可能性も考えられはしないだろうか。

また、「すりガラス」というメタファーはどうであろうか。通常、すりガラスを通して物体を視覚的に捉えたときは「輪郭やコントラスト」が曖昧になる。しかしながら、その客体の特徴などから「何であるかはわかる」と言うように身体を通して感じている体性感覚の曖昧さや、ひいては自己の身体境界の曖昧さなどをも表現した言葉である可能性がある。

このように、メタファーから患者の経験している身体の状況や痛みについて分析を行うことはこれからセラピストが提供すべき課題などについて大きなヒントを与えるものになると考える。そして、このような経験の言語が変化することこそ「回復」と密接に関わっていると考える。なぜならば、経験とメタファーは双方向的に密接に関わり合っている可能性が高く[19,20]、経験がメタファーを変えていくように、患者への新たなメタファーの提示が経験を変える可能性があると考えるからである。

「患者との対話のために」の章で対話に必要なコミュニケーション・スキルについていくつか紹介したが、リハビリテーションの臨床において本当に必要なものは患者から引き出した経験の言語と痛みなどの病理との間の関係性を見出し、その関係性を変化させることから病理を制御できる臨床力であると考える。

■ メタファーの解釈

患者の経験の言語で表現されるメタファーを解釈するために、まず私たちが行うことはメタファー機能である「類似性」を検討することである。つまり患者がメタファーを使うときは、そのメタファーと痛みの間になんらかの類似性を見出しているからである。ただし、その類似性そのものを患者が意識できていることは稀である。ゆえにその解釈にはある程度構造化された対話が必要である。

メタファーの解釈について、アメリカの言語学者であるGeorge Lakoff[21,22]は「メタファーの本質は、ある事柄を他の事柄を通じて理解し経験することだ」と述べると同時に「ある概念領域を他の概念領域へと写像する能力」と説明している。そして、人間は複数の概念の間にある一定の法則で対応する「概念メタファー」を獲得するからこそメタファーを理解し、使用できるとしている。

つまり、患者がその経験とどのような類似性に注目してメタファーを利用しているかということが非常に重要なのである。そして、次に複数あるはずのメタファーからなぜそのメタファーを選択したのかを考えることにより、類似性の中にある特異性を見出すことができるのではなかろうか。複数のメタファーから患者が能動的に選択したという事実を考えることができれば、その特性についても考察を深めることができるはずである。そして、その類似性や特異性が、私たちの考えうる神経科学や脳科学、末梢の構造的問題などの「どこ」と結びつくかを検討して「解決の糸口」を探ることが重要である。

この作業はセラピスト単独でも、患者単独でも進めることができず、絡まった現象を少しずつ、ともに紐解く作業となる[19]。

患者のメタファーを解釈する手続き

①患者のメタファーと病理（痛み）や身体との類似性を探る。

②選択されたメタファーのもつ特異性（特徴）を探る。

③患者の表現したメタファーの類似性や特異性と医学的要素の接点を見出す。
　特に本人の中で欠落している感覚運動情報は何かという視点で検討する。

■ メタファーの解釈：実例

メタファーの解釈と治療方略の選択について、三谷さんとの実際の臨床場面から少し考えてみたいと思う。診療記録に収めていた会話が一部であることや、三谷さんとの関係性の中での言葉遣いとなっている部分を少し修正を加えている。

三谷●「目を閉じて足を持ち上げられると、足が血の気の引くような嫌な感じがあるんです。」
江草●「なるほど。"血の気が引くような感じ"なんですね？」
三谷●「そうです」
江草●「それは、痛くて血の気が引くということ？　それとも、何か違う？」

第5章●臨床を創る | 151

三谷●「痛いわけじゃないけど、嫌な感じ。不快です。」
江草●「不快？？」
三谷●「そう気持ち悪い感じ。なんかぞくっとなる。。。」
江草●「ぞくっと、、ねぇ。。。その感じ、何か似ている物はありますか？」

＊患者の経験の言語を引き出すために、メタファーを要求する。

三谷●「いやぁ、、、どうでしょう。よくわかりません」
江草●「そりゃそうですよね。難しいでしょう。ちょっと待ちますから考えてみて下さい。」

＊通常メタファーや身体の表現はすぐには表出されない。しっかり待つことが重要。

三谷●「なんだろうなぁ。。。」
江草●「じゃぁ、似ているものじゃなくても構いませんけど、"血の気が引く"ってどんな感じなんでしょう」
三谷●「ゾクッと。。。足の力が抜けるような、落ちるような。。。」
江草●「落ちる？」
三谷●「高いところから落ちるときにぞわぁってするじゃないですか？」
三谷●「ジェットコースターから落ちるような」
江草●「ジェットコースター？」

＊ジェットコースターから落ちるようなという表現を患者が選択した。そのメタファーが修正可能か探っていく。

三谷●「そう、あの落ちるときに体がぞわっとなる感じ」
江草●「それは、足が離れた瞬間？それとも少ししてから？」
三谷●「足が離れて、、、すぐかな？」
江草●「なんでジェットコースター？？」
三谷●「感覚が似てる、、、というか、なんだか宙に浮いた感じが嫌なんですよね。空間の中に浮いてる感じ」
江草●「空間の中に浮いてる？」
三谷●「そうですね。足のことを考えてると、足が浮いたらすごく心許な

くなるんです。」
三谷●「足が浮いた瞬間に、うわぁって。周りが消えて。ジェットコースターって落ちてる間は右も左もよくわからなくなるじゃないですか？」
江草●「そうですね、、、確かに。僕も嫌いです。ジェットコースター。もしかして、その心許ない感じというか、ふわっとなる感じが嫌なんでしょうか？」
三谷●「そうかも知れません」

＊ここまでの会話から、足底が床面から離れたときに強い違和感を生じており、それがジェットコースターが落ちるときのような血の気が引く感覚であること、そしてそのときには他の空間情報が消えているという情報を得ることができた。特に「周りの空間が消えてしまう」という発現に着目すると、このとき患者が「身体内部」への注意は向いているものの「身体外部」への注意が極端に減少しているため足底が離れた後に足底と床との距離感がつかめず違和感が生じているのでは？という仮説を立てた。

江草●「じゃぁ、これから少し練習をしてみますが、三谷さんの右足（健側）は床についていますよね？」
三谷●「はい」
江草●「その延長線上に、左足もついていますか？」
三谷●「はい」
江草●「では、これから足を持ち上げるのですが右足の感覚を頼りに「床」の場所を意識し続けるように注意してください。いいですか？」
三谷●「はい」
江草●「では、持ち上げます」
三谷●「あれ？あんまり嫌な感じがなかったです・・・・」
江草●「では一度足を下ろしますが、今度は左足のことをしっかりと考えてください。また持ち上げますので、足の裏と床の距離感を意識し続けておいてください」
三谷●「はい」
江草●「では、持ち上げます」
三谷●「嫌、、無理です。わかりません。」

＊このやりとりから痛む「左足部」の身体への注意と身体外部への注意のバランスに問題があると仮説立て、踵と床、前足部と床、左右の足の高さの違いなどを問う認知課題を選択し訓練を行った結果、違和感の軽減が生じた。

このような過程は臨床の過程の中のごく一部を切り取っているものであるので実際の臨床場面では、それまでの文脈や治療展開に応じてしっかりと言語を分析する必要があるが、痛みのリハビリテーションにおいて患者の言語表現がさまざまな面において有益な情報源となりうる可能性がある。

痛みの患者を知るための観察

外部観察と内部観察

痛みは患者の経験であり、身体表面からは観察できないことが多い。また、これまで述べたように患者の行為の背景には複数の認知過程の連鎖があるため、患者がどのように身体を経験し行為を構築しているかについても身体の外面からは観察することができない。

私たちが患者を診る際には、身体表面から観察しうる患者の状況を確認する「外部観察」と患者の痛みの性質や特徴、知覚処理能力の異常や自己の身体感覚などを確認する「内部観察」が必要である。具体的に外部観察では、患部の状態（腫脹や熱感、創部の性状）や関節運動の異常、日常生活動作の様

図28●外部観察と内部観察

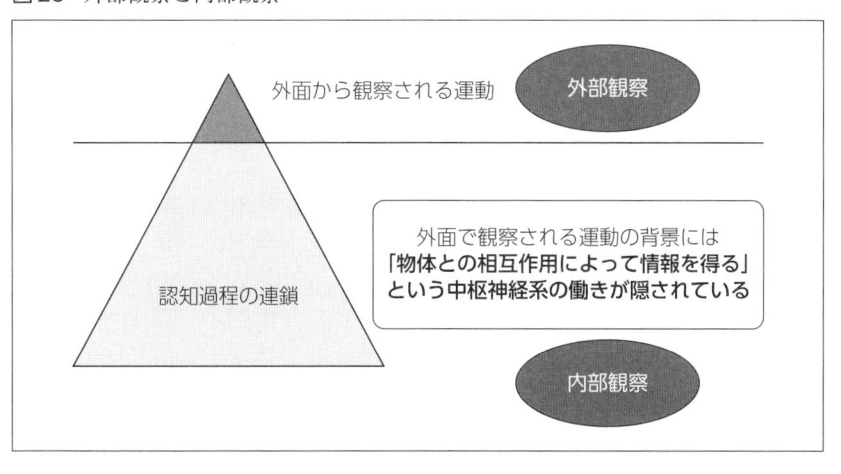

相や、行為の異常などがあげられる。内部観察では、痛みの程度や性状（持続時間や変動、ヒリヒリ、チクチクなどの性状）および身体各部位での体性感覚の識別能力、運動イメージの想起能力や患者の言語（メタファー）などがあげられる。また、内部観察では、患者の情動や痛みについての捉え方なども観察の重要な要素となりうる。

つまり、私たちリハビリテーション・セラピストが痛みの患者と向き合う際には、身体表面から収集しうる情報では不十分であり、患者の身体内部に表象されている痛みや身体そのものについて確認をすることが重要なのである。なぜならば、痛みは常に患者の経験として脳内で認知されるものであると同時に、行為の背景には必ず認知過程が隠れているからである。そして、認知過程が患者の運動学習を進めるうえでも重要であることもその一因である。

■ 観察の視点と方法
■ 直接的な観察
① 準備的観察

痛みの患者の評価観察にあたり、まず患者のアウトラインを知っておくことが重要である。そもそもどのような経緯で痛みが発生したのか、どのような出来事が起点となったのかを面接や診療情報から確認しておく。またこの経緯については患者本人からしっかりと説明を受けることが重要である。患者本人が説明する内容から、患者がどのように自分の痛みを捉えているのか、つまり痛みについて強い不安を抱いているのか、痛みが発生した原因がどこにあると捉えているのかなど、多くの情報を得ることができる。痛みに対する破局的な思考があるのかないのかといった情報は、今後どのように患者が痛み行動を起こす可能性があるかについても非常に大きな関わりがある。痛みに対する思考や心理的な評価のための定性的な評価方法も多数あるが、初期からこのような心理評価などを用いることは患者にとっては痛みの発生要因が「心理的な要因」ではないかと医療者が捉えていると感じやすく、不信感に繋がりやすい。専門家として痛みと情動が切り離せない関係にあることや痛みの遷延には心理的要因が関わっていることは十分理解できていても、専門的な知識のない患者にとっては心理的な要因を「気の持ちよう」ないし「あなた自身のせい」と感じてしまいがちである。これは、ある意味では正解ではあるが、ある意味では誤っている。自身の捉え方やストレスが痛みに悪影響を及ぼすことを患者自身が心から理解し、コーピング・ストラ

テジー（対処方法）に繋げることができるように無意識に誘導することが私たちにとって非常に重要であるが、「あなたの気の持ちようだから、あなた自身でどうにかしなさい」といったように医療者から匙を投げられたと捉えられることも少なくない。このような場合には、医療者と患者の間に齟齬が生じ、良い信頼関係を築くことはできない。「人前でスピーチすることに緊張する」ようにヒトの心理的な反応は自立的な制御が非常に難しいものなのである。心理的な要因が患者自身に影響を及ぼすことについて正しい知識を伝え、患者自身がそのことを理解すると同時に、その心理的対応の難しさ、苦難について医療者が理解をする必要がある。コーピング・ストラテジーの獲得も含めて、「ともに向き合う」姿勢が求められる。

　よって、担当当初から患者の目の前に評価表などの紙面を取り出すと心理的圧迫を強いる場合があるため、私たちは各種評価項目の内容を熟知したうえで会話の中で自然と患者の捉え方を確認することがまず必要なのではないかと考える。

　また痛みが1日の中でも変化するようであれば、その変化の際の特徴やタイミングを調査しておく。しかしこのときに注意しなければならないのは、口頭での聴取には限界があり「患者が思う増悪因子や増悪しているタイミング」が述べられることを常に意識しておく必要がある。これは、患者の痛み関連行動や現在のコーピング・ストラテジーを知るためにも有用である。

　「家事をした後に必ず痛くなる」や「運動の後に必ず痛い」というように患者本人が痛みの増悪の起点をはっきり述べられるような場合は患者の中で痛みと行為の因果関係が強く構築されている場合があるため、本当に増悪因子となりうるのかどうかはセラピストもよく吟味しなければならない。痛みのコーピング・ストラテジーについては、患者によってさまざまであり「安静にする」者もいれば「音楽を聴いてリラックスする」者もいる。これは筆者の私見であるが、痛みのコーピング・ストラテジーの有無は患者の不安にも強く反映すると考えられ、コーピング・ストラテジーの無い患者ほど不安や行為への恐怖が強いと思われる。

② **外部観察**

　外部観察では、身体表面や構造学的な四肢の変化や動作能力、行為の異常について観察する。いわゆる一般的な理学療法、作業療法で評価される部分についてもこの部分に多く含まれる。痛みについては、患部の状態をよく観察する。痛みを呈している患部に腫脹や熱感、損傷が存在しないか、また手術後であれば創部の癒合の状態、性状についてよく観察しておく。末梢に腫

脹や熱感、創部の異常があれば侵害受容性疼痛の可能性もあるためその場合は患部の処置や物理療法が必要になる場合があるであろう。また、患部の皮膚の色調変化や皮膚温の変化、発汗の異常、体毛の増加などはCRPSなど難治性疼痛疾患を示唆するものであり、注意が必要である。このような状況で主治医があまり痛みについて意に介していない、またペイン・クリニックなどを受診していない場合には早急に専門医と相談することが重要である。

そして、患部および患部周囲の変化についても観察する。ジストニアなどの筋緊張異常や逃避のための姿勢異常など痛みが全身にどのような影響をもたらしているかを把握することにより、関節の変形や姿勢異常による2次障害の発生を最小限にとどめる必要がる。

続いて日常生活能力の変化や、行為の異常について観察する。日常生活については、痛みにより直接的な影響を受けている動作もあれば、運動による痛みの発生の恐怖回避による未実施動作も含まれる。リハビリテーションにおいては最終的に日常生活や行為の回復につながることが目標であり、治療開始時の状況を把握しておくことは有用である。

併せて、患者の表情の変化なども痛みの程度や情動の変化を知る非常に有用なツールである。

③**内部観察**

内部観察では患者の内部に表象される痛みの性状や身体感、認知過程について観察を進める。

痛みの基礎の項で述べたように痛みには伝達のための外側経路と内側経路があることから、それぞれに対応するように痛みの程度や部位のみならず、痛みの性状や痛みに伴う情動などについて評価する。このことにより、患者が捉えている痛みの性状がより認知的なものなのか、感覚的なものなのか、情動的なものなのかという痛みの側面のバランスを知ることができる。このバランスが治療の組み立てにおいて重要である。

併せて、行為の異常の裏にある認知過程の異常について観察を進める。

■**認知過程を分析する**

人間が備えている認知過程の基本的な要素として、「知覚」「注意」「記憶」「判断」「言語」があげられることは先に述べた。ある行為の背景にある認知過程がどのような影響を及ぼしているかを分析することが行為の異常を特定するにあたり非常に重要である。そして、これらの認知過程の分析は後で詳述する外部観察における行為の異常の一つひとつについて分析することがよ

り詳細な情報を得るために重要である。

■ どのように知覚・認識するか？

　患者が環境情報をどのように知覚・認識するかを分析する。ヒトの体性感覚は上行路を通って体性感覚野に投射されるわけであるが、体性感覚野ではその情報が階層的に処理される[24]。このような事実を鑑みても知覚にもその難易度があることを私たちは理解しなければならない。これらの求心性情報（フィードバック情報）を基に私たちの行為はより緻密に、正確に磨きあげられる。よって、自己身体や外部環境について患者自身がどのように認識しているかを問うことが痛みの観察においても重要になる。

　具体的には、人間が知覚するであろう触覚や圧覚、運動覚や位置覚について詳細に観察を進める。触覚であれば、「触れていることを認識できるかどうか」「複数の表面性状が識別できるか」、圧覚であれば「複数のスポンジの硬さを識別できるか」「圧迫された圧力を識別できるか」「足底にかけた体重の変化を感じ取ることができるか」などが観察の対象となる。また運動覚、位置覚については、運動の開始・停止が認識できるか、運動の方向（屈曲・伸展など）が認識できるか、また運動量（関節を動かした大きさ）が認識できるのか、運動速度が認識できるのか、などが観察の対象となる。また、身体各部位の位置関係や、身体中心からの距離感などの判別能力についても重要な観察項目となりうる。特に身体各部位の位置関係について、私たちヒトは通常意識することなく段差に足を上げたり、物体を直視せずに把持することができるが、これらはすべて身体の感覚情報や視覚情報が統合されてはじめて物体の位置に正確に身体を移動させられるのである。

　第3章で述べたように、痛みのリハビリテーションにおいては、この体性感覚情報の不一致や視覚と体性感覚情報の不一致が痛みの要因のひとつと考えられているため、この項目が最も重要な観察項目となる。患者によっては、「部位を触れられると想像しただけで痛む」と発言する方もいるが、この場合にはすでに予期・予測に疼痛が内包されている。過去の研究においても、「痛い」と予期するか、「痛くない」と予期するかによって実際の痛み刺激に反応する脳領域の活動に差が生じ、痛いと予期した場合には強い活動がみられることがわかっている[25,26]。よってこのような場合には、やはり実際に触れても「痛い」場合が多い。私たちは、実際に生じる体性感覚の変化のみならず、この後に述べる注意やイメージ、予期による痛みの変化、認識の変化についても詳細に検討する必要がある。

■ どのように注意を使うか？

　ヒトの注意システムについては脳科学の側面からさまざまな事実がわかってきているが、非常に複雑な脳内システムを利用している。注意は通常、自己の意識により集中したり、移動したり、複数に分散することができる。先に述べた体性感覚情報は常に私たちの身体の受容器を通じて同時並行的に入力される。さまざまな情報が入力される中で「どのような情報に注意を向け、どのように自分の身体を動かせば良いのかを判断する」ことが行為の成立の中で重要になることは容易に想像できるであろう。また、痛みのリハビリテーションにおいては、身体の動きや感覚以前に「痛み」に注意がとられている場合が多く、「痛みの反芻」を生じている場合もある。このように注意の一般的機能や、行為の中での患者の意識（気になっていること）を知り、操作することで行為の異常の解決の糸口を探る。特にこの注意を痛みのリハビリテーションで捉える際に考慮しておきたいのは、「自己身体への注意」と「環境情報への注意」について脳内の側性があるという事実である。大植ら[27]は示指伸展運動の認識においては自分の身体運動そのものに向ける身体内部への注意と、自己の身体に接する物体に向ける注意のように身体の外、内に対して能動的に注意を変化させた場合に活動する脳領域の違いを明らかにしている。この研究においては、右手を利用して自己の関節角度などの身体内部への能動的な注意を向けた場合には右半球前頭－頭頂領域が活動し、身体外部の物体の性状などに能動的な注意を向けた場合には左半球－前頭領域が活動するとしている。このような事実からも臨床場面においては、自己身体の内部もしくは外部に注意を移動することにより症状の変化が生まれるかどうかを観察することが重要である。この点においては、メタファーの解説の項で三谷さんとのやりとりを提示したが、自己身体内部の注意から床との距離感や周囲との関係性を問うたことにより症状の変化が得られていることも参照頂きたい。

■ どのように記憶を用いるか？

　記憶については課題の難易度決定のための観察と、痛みに対する価値づけの記憶についての観察を進める。まず、認知課題の難易度を決定づける記憶の観察について述べる。私たちは何かしら複数の事象を比較する際には「前のもの」を記憶し、比較するという認知作業を要求される。レストランで食べた「オムライス」が「今までで一番美味しい」と判断されるためには「これまでの味」を記憶する必要があるわけである。人間の行為のバリエーショ

ンの獲得についても、過去の経験から行為を構成するにあたり、記憶は非常に重要な機能を担う。

　臨床的には、患者に認知問題を提示するときに、1つの物体の感覚情報を認識させたときには先に述べたような注意や認識が正しく機能するにもかかわらず、2つ、3つの物体の識別を行った際には困難になる場合がある。このときには、患者は適切にワーキングメモリーを利用できていないことがうかがえる。ワーキングメモリーには前頭前野背外側部の機能の関与が知られているが、慢性疼痛の場合には前頭前野の活動の低下を生じている場合があり、適切な選択が困難になっている場合がある。このような場合には、識別する選択枝の数などの難易度の調整が必要となってくる。

　そして、痛みに対する価値づけについて全般的な観察の項で述べたように、記憶はコーピング・ストラテジーに影響を及ぼす。「こうすると痛くなった」「こうすると痛みがとれた」「この時間帯は痛い」など、痛み記憶と実際の行動についての結びつきを観察していく。応用行動分析学において、その行動の頻度や時間を促進する因子を強化因子といい、頻度を減少させるような因子を弱化因子と呼ぶ[32,33]。痛みのリハビリテーションにおいて、この強化因子と弱化因子の関係を患者の生活から記録することは非常に重要である。観察のポイントとして重要なことが、患者の述べる痛みの変化と生活行動が医学的に診て妥当な結びつきがあるかどうかである。患者には医学的知識が乏しいわけで、テレビの情報や近所の友人との会話によって運動療法や運動、行動、痛みについてさまざまなステレオタイプをもっている。行動を弱化させたり、痛みに対する誤ったコーピング・ストラテジーを示すステレオタイプとして、

　①手術後は安静にしなければならない。
　②鎮痛薬は体に悪いので飲むべきではない。
　③痛いくらいにやらなきゃ、効果はない。
　④動かすと傷口が開く。
　⑤入院すると言うことは安静にするということだ。
　⑥○○…すると必ず痛くなるからやらない。
　⑦人工関節は動かしすぎると壊れるらしい。

など、臨床ではさまざまな発言が聞かれるはずである。しかしここで注意しなければならないのは、ある特定の価値、すなわち信念は文化的な背景や環

境の因子が強く結びついているため、その現象の「正しさ」を判断する最大の権限は患者側にあるということである。客観的事実が正解ではないのである[19]。私たち日本人が、他の文化圏域での食生活や行動様式を理解できないという事実に当てはめてみれば、このことはすぐに理解できるであろう。行動の信念の是非は、患者の行動を根強く制御するのである。この中で、私たちが専門家として生活行動と医学的な痛みの変化について妥当かどうかを分析し、不利な信念や行動様式については長期的なスパンで変化を求めるアプローチが必要になる。また併せて確認したい事項としては、ある行動において痛みが出現する場合において、その痛みにも変わりうる幅があるということを見出しているかである。痛みの患者の多くは「痛みの有無」に対して非常に強い注意が向いていることが多く、記憶においても痛みが「あったか、なかったか」を重要視している場合が多い。そのような患者の場合には「痛みが少し良くなったこと」を認識することが難しいことが多い。痛みの変化について有無だけでなく、その強度や性状についても患者自身が記憶情報として活用できることで、「これなら大丈夫」「これ以上は難しい」といったように「痛いものはすべて無理」という状態から脱却することができると考える。

■ どのようにイメージするか？

運動イメージは先に述べたように、「一切の運動表出を伴わず、脳内において運動がシミュレートされた状態」である。実際の感覚入力がない状態であっても、記憶や予測される感覚運動情報に基づいて運動を想起している状態である。痛みのある患者において、運動自体が想起できない、イメージができない、運動を行うにあたって非常に集中する必要がある（Neglect-like symptoms）といった状態は、期待される運動感覚が想起できない、行為が予測できないといった状態であると考えられる[34]。運動イメージは運動学習においても非常に重要であり、運動学習の際には運動発言前の脳内予測（遠心性コピー）と、実際の運動によって生じた感覚フィードバックの比較照合が必須である。運動イメージの評価方法はいくつかあるが、各種の所定の評価様式については後に詳述する。

ここではイメージについて言語を介する観察について解説する。まず私たちが注意すべきは、患者自身が一人称の運動イメージと三人称の運動イメージを理解できるかである。運動イメージそのものは外部から観察しえないため、しっかりと患者とコミュニケーションをとる必要がある。また、該当す

る部位の運動イメージの様子を聴取すると同時に、対側との比較をしてその差異を問うたり、運動イメージを行うことにより症状の改善を図ることができるかということにも注意を払う。

■ どのように言語を用いるか？

　リハビリテーションと言語についての関係性は先に述べた。言語はさまざまな単語の組み合わせによって成立し、患者の身体を介した言語にも個性が現れる。メタファーなどの経験の言語はイメージの表出や痛みの表出についても重要であることはご理解いただけたであろうが、この項では痛みに関する言語において少し解説する。まず、患者の用いる痛みに関する言語のカテゴライズについてである。痛みに関する言語について、Perfettiらは「現象学的言語」「感覚的言語」「認知的言語」に大きく分かれると述べている[2,35]。現象学的言語については、痛みによって生じる情動や現象についての言語とされており「気持ち悪い」「不安」「とにかく嫌な感じ」と痛みそのものの部位や体性感覚情報については付記されていない。反面、感覚的言語や認知的な言語においては、部位や程度やこれまでの経験と比較した痛みといったように痛みに関する情報や過去の情報に基づく現在の痛みへの価値に関する言語を聴取することができる。臨床場面においては、現象学的な言語を多用する患者の場合には、情動などを強く伴う痛みの内側系が強く活性化していることを疑い、痛みの恐怖回避モデルに基づく痛みの慢性化の可能性について配慮する。このときの患者の表情も言語に付随して確認しておくことにより、その程度についても理解を深めることができる。また感覚的、認知的な言語が聞かれる場合には、その程度や詳細について意識が向きすぎている可能性を考慮する。患者自身が痛みを分析して詳細を述べれば述べるほど、普段から痛みについてかなりの時間注意を費やしていると予測される。

　そして、このような痛み言語のカテゴライズと同時に、痛みを表現するオノマトペ（擬声語）やメタファーに着目する。オノマトペとは「擬声語」を示すフランス語であるが、擬音語と擬態語の総称である。チクチクといった鋭痛を示すものや、ズンズン、ジーンとしたなど鈍痛を示すものまでさまざまであるが、これらからはFast painとSlow painを識別することができるし、ヒリヒリ、もしくは、ねじれるようなといった言語表現からは表在感覚の痛みを示すのか、関節覚（固有感覚系）を示すのかをある程度判断することができる[36,37]。これらの言葉は痛みによって不活化されている脳領域の違いを示しているものと考えられるし、実際多くの痛み研究においても、この痛

みの様相ごとに効果の有無を検討したものもある。特に日本語については、オノマトペは非常に豊富であり、検討の余地がある。まだ日本語で詳細に検討されたものはないが、国立国語研究所（国語研）が痛みを表現する「キリキリ」などのオノマトペについて2013年夏より調査研究を始めることをアナウンスしており、非常に興味深い結果が得られると思われる。このような認知言語学や純粋な言語学、文化人類学と医療の連携が痛みの診療では今後必要になるであろう。

これまで認知過程の異常について、さまざまな方面から検討を加えた。これらの作業を後に詳述する人間の行為システムの異常要素それぞれについて検討していくことにより患者の世界を紐解くきっかけになると考える。

■所定の項目に沿った評価

ここでは、痛みや運動イメージ、自己身体についてある程度定性的に評価可能な評価チャート、評価方法を利用して患者の痛みを分析する。痛み関連の評価としては、痛みの程度を数値で示す数値的評価スケール（NRS：numerical rating scale）や痛みの性質を評価するマクギル疼痛質問紙表など、さまざまな評価ツールが開発されており参考にして頂きたい。これらの疼痛関連評価表は、患者にとってもセラピストにとっても患者の変化を客観視して治療の効果を図るためにも有用である。

運動イメージ能力の評価方法としては、ある行為に対する実際にかかった時間と、イメージで想起した時間を比較する心的時間測定法[38-40]や、写真に写った上肢や下肢の左右を識別させるメンタルローテーションに要した時間や正答率、また西田ら[41]によって提唱されている運動イメージの統御可能性テストなどが用いられる。また、Kinesthetic and Visual Imagery Questionnaire（KVIQ）[42]などの評価方法も近年では用いられる。運動イメージの際に私たちが注意しなければならないのは、CRPSなどの疼痛疾患の場合、運動イメージを行うだけでも疼痛が増悪する症例があるということである[43]。このような場合には、運動イメージの想起能力に問題があるからといって短絡的に運動イメージを用いた訓練を提示すると痛みが増悪する結果になりかねない。また運動イメージについては定性的な評価も必要であるが、先に述べたメタファーに代表されるような言語の分析も必要である。自己の身体の動きをどのようなメタファーを使って表現するか、たとえば「関節の動きが何か柔らかい鉄を曲げるよう」と表現する場合もあるし「足を前に出すときは

重たい鉛を付けているようだ」と表現するかもしれない。このような言語は経験の言語であり、運動イメージの言語である。

次に自己の身体図式や、身体保持感についての評価である。運動イメージを構築する要素としての身体図式については紹介したところであるが、疼痛疾患では自己の身体の大きさなどの身体イメージが変質していたり、閉眼すると身体の保持感が感じられなくなるなどの症状（Neglect like symptom）が生じることがある。このような場合に皮膚温の低下や違和感、痛みなどを生じる可能性があることがわかってきているため、よく観察すべき点である。これらの点について評価する方法として、二点識別の閾値を評価する方法（二点識別閾値：Two point discrimination thresholds）や自己身体を描画させるSelf Drawingなどが用いられる。特に二点識別覚については、CRPS患者でその識別閾値が大きくなる傾向などが認められているため症状の変化の評価のためにも有用であろう。

心理関連の評価としてもさまざまな評価指標が用いられるが、評価表に沿って行う評価としてHADS（Hospital anxiety and depression scale）やうつ性自己評価尺度（SDS）や、痛みの評価としても有用であるタンパ運動恐怖スケール（Tampa scale for kinesiophobia）[44]などがあげられる。ただし、実際のリハビリテーション場面においては、評価表は患者の心理・情動面を知るある側面でしかない。もちろんこれらのチャートに従った評価は多くの有用な情報を私たちに提供してくれるが、これらで患者のすべてが理解できるわけではない。特に、運動への恐怖、不安、その他の背景から受ける情動への影響などについては患者にとっても非常に繊細な問題であり、その扱いには十分注意する必要がある。

そして、MRIや患部のX線を用いた器質的な評価や、該当の患者が手術を行っているのであればその記録を確認することで痛みを遷延化させる器質的な機能異常がないかどうかを把握することができる。CRPSについては、その症状として皮膚温の変化があげられており、サーモグラフィーを使用した評価も客観的評価のひとつとして有用である。特に皮膚温については、身体所有感の程度によっても変化することが知られており[45]、サーモグラフィーに限らず触診などによっても把握しておく必要がある。

表3●観察の視点

観察	病態分析	●直接的な観察 ①準備的観察 　●痛み発生の経緯、痛みの変化、増悪因子など ②外部観察 　●患部の状態（腫脹、熱感、損傷部位・創部の性状） 　●他の四肢の状況（ジストニアの有無、筋緊張、異常姿勢の有無、逃避反応の有無） 　●ADLの異常、行為の異常 　●表情 　●痛み関連行動 ③内部観察 　●痛みの程度（痛みの外側経路）、性状（痛みの内側経路） 　●痛み関連情動 　●認知過程（知覚・注意・記憶・判断・言語） 　●Neglect like symptomsの有無 　●自己の正中位の確認
		●所定の項目に従った観察 数量化・視覚化が可能な評価チャート、各種評価方法の利用 【痛み関連評価】 　●数値的評価スケール（NRS：numerical rating scale） 　●痛みの破局化スケール（PCS：pain catastrophizing scale） 　●マクギル疼痛質問指標 　●Tampa scale for kinesiophobiaなどの各種痛み評価チャート、など 【運動イメージ関連】 　●心的時間測定法（Mental chronometry） 　●心的回転能力（メンタルローテーション） 　●運動イメージの統御可能性テスト 　●筋感覚および視覚的イメージ質問表（KVIQ：kinesthetic and visual imagery questionnaire） 【身体図式関連】 　●自己身体描画法（Self drawing） 　●二点識別閾値（Two point discrimination thresholds） 【心理関連】 　●HADS：hospital anxiety and depression scale 　●うつ性自己評価尺度（SDS：self-rating depression scale）
		●外部に依頼する観察（一般情報） MRIなどの画像評価による病変の確認 手術記録 サーモグラフィーによる皮膚温の変化
	病態解釈	●問題点の抽出 ●改善するべき運動の異常要素や認知過程の決定

システムアプローチ

■動作・行為の捉え方：システムアプローチ

　ここまで痛みの患者に対する基本的な観察の方法について述べてきたが、実際私たちが患者の回復を目標としたときに忘れてはならないのが、その訓練が行為の回復に結びつくかどうかということである。この場合に認知神経リハビリテーションにおける行為の捉え方が、情報の不一致、構築異常として生じる痛みの分析と非常にリンクする部分があり筆者は重要視している。それは、人間の行為を関節可動域や筋力といった要素還元的な分解方法ではなく、各関節の機能がどのようなものであるのか、またそれらがシステムとしてどのように行為に関わっているのかという視点で理解しようとする捉え方である。通常のリハビリテーションでは極端な場合、患者の問題を要素還元的にしか捉えず、関節可動域が低下しているので関節可動域訓練を、また筋力が低下しているので筋力を増強するという短絡的なプログラムに陥っている場面を目にする。患者の身体を機械のパーツを修復するように捉え、その問題箇所が修復されればすべて元通りになると信じていることに問題があるのではないだろうか。このように人間の動作を機械的に捉え、それぞれの要素の総和が動作として成り立つという考え方を「合成特性」と呼ぶ。それに対して、部分の性質の単純な総和にとどまらない性質が全体として現れるような状態を「創発特性」という。局所的な複数の相互作用が複雑に組織化されることにより個別の要素の振る舞いからは予測できないようなシステムを構成するという考え方である。人間の運動のみならず、世界の大半のものや生物はその構造や機能において多層の階層構造であり、下層の構造とその要素の振る舞いを精密に記述したとしても、その上層の振る舞いは規定できない。つまり、下層には元々なかった性質が上層に現れるということである。この創発特性を説明するときに、時計を喩えに出す科学者が多い。時計はさまざまなネジや歯車によって構成される道具であるが、ネジそのものには時を刻むという性質は備えていない。時計が時を刻むためには、適切なネジと歯車を適切な場所に配置して、それらの関係性が時を刻むという機能を成立するように組み合わせることが必要だということである。このように、下層のネジや歯車にはない時を刻むという性質がその組み合わせによって創発されることが創発特性である。その一方、合成特性では、個々の歯車やネジなどの部品そのものに焦点が当てられる。容易に想像できることではあるが、個々の部品をただ寄せ集めただけでは、「部品の総和としての重量」は時

図29●合成特性と創発特性

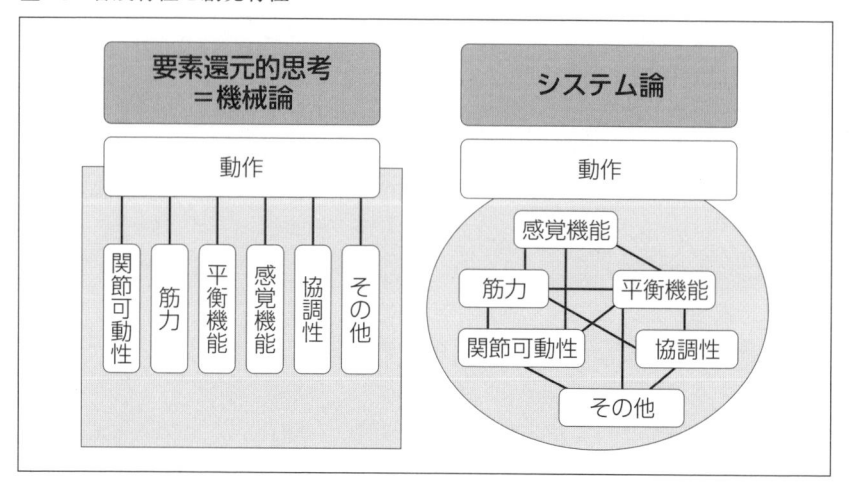

計と同じになるかもしれないが、時を刻むという機能は創発されない。
　人間の運動においては身体を構成する「骨」や「筋」などの末梢器官の振る舞いだけでは人間の運動は規定されず、関節同士の動きの繋がりや中枢神経系と末梢神経系の繋がりにこそ機能回復のヒントがあるのではないか。
　多くのセラピストは運動連鎖の観点や身体を総体として捉えることが重要であることを理解しており、その機能連鎖についても検討がなされているが、それぞれの関節が行為の中でもつ個々の機能や、その機能が成立するために必要な情報がなんであるかといった点について訓練を構築する思考についてはまだ不十分であろうと考える。

■システムアプローチの考え方
　人間の行為・運動をシステムとして捉えるという点について解説したが、それではどのように行為を解体すればシステムを詳細に評価できるのであろうか。この点について、認知神経リハビリテーションでは図30のように行為を解体してその機能を検討している。
　まず、人間の行為そのものを「機能システム」として評価し、これらは具体的に上肢であれば道具使用などの行為を指し、下肢においては歩行などの連続性のある行為となる。これらの行為を空間的、時間的に分解したものを「構成要素（コンポーネント）」と呼ぶ。上肢の道具操作を機能の役割ごとに分解すると、「到達」「把持」「操作」「構え」といった要素に分解できる。また

歩行を分解すると「緩衝」「支持」「推進」「到達」などの要素に分けることができる。歩行の時間的な相分類についてはなじみのあるセラピストも多いことと思われる。

そして、これらの構成要素を成立させるために必要な複数の感覚運動情報（運動と感覚を一体と捉える）を「機能単位（ユニット）」と呼ぶ。これらは、人間が意識可能な知覚・運動システムの最小単位で考えていく。それは、身体各部での運動覚や触覚、圧覚、もしくは空間と接触の関係性などに分解される。

このシステムアプローチの機能単位について、対話の中で三谷さんと話題にしている部分がある。

> 患者さんの立場とセラピストの立場が関わり始める時点でちょっと違うのは、たぶん人間が生活してきた中で備わってきた「感覚」とくに行為に伴って生じる知覚運動情報というものをどれだけリストアップできるかという知識の多い少ないにあるんだと思います。CRPSの痛みの感覚にしても、たとえば身体の表面を触れられたときの感覚とか、硬さとか、その「感覚」という言葉で患者さんが理解しているものの内容、専門用語を使えばモダリティというもので必要とされている内容のすべてが理解され、クリアされているわけではないことが多いわけです。たとえばスポンジをスポンジとしてわかることはできても、そのときに動かしている自分の足首の動きはわかっていないということがあるんです。

人間の行為には必ず複数の知覚運動情報が付随する。しかしこれらは、私たちが発達する中で次第に無意識化され普段はあまり強く意識することはないため、ある意味では忘却されているものである。ゆえに、身体の知覚運動情報にエラーが生じた際にもそのエラーがなんなのかを患者自身が探り当てることは困難であることが多い。

この機能単位については、私たちが実際に行う行為を分解する中で意識化できるものであるから、セラピスト自身のアイディアと思考によってリストアップすることが可能であろう。

たとえば、歩行（支持期）の機能単位を例にとって考えてみよう。支持期に活動する筋群や関節については標準的な理学療法を実施できるセラピストであれば事前によく理解できているということは前提であり、要素自体の機能異常も把握はしておくべきである。そのうえで機能単位を確認すると、まず足底では床の性状（硬さ、摩擦）を収集している。足底からの情報があれば

こそ、床が固いのか、柔らかいのか、滑るのか、滑らないのかが理解できるわけで、その結果としてその環境で上手く歩くための方略が決定される。他には重心の移動などについても足底から有益な情報が得られるであろう。次に足関節では、足関節の内外反、底背屈を利用して床の傾きを認識しているはずである。悪路などで足関節が内外反し重心が移動することで上体をコントロールできるわけである。膝関節や大腿部では筋の収縮力や関節覚からどの程度荷重されているのかを間接的に知ることができるであろう。そして股関節では、どのような方向に身体が進もうとしているのか、骨盤が水平に維持できているかなどを情報として得ることができる。

　ひとつの行為、ひとつの瞬間がこれほど多くの情報によってはじめて効率的に、美しく成立しているのである。患者の訴える「動きにくさ」やある特定の相での「痛み」はこれらの機能単位の異常によって生じているのではないかと考えてみると、評価の幅は大きく広がると考えられるし、アプローチするポイントをより精緻化できる。

　そして、忘れてはならないのが、これらの機能単位がどのように上層の構成要素に影響を及ぼしているのかを時間的空間的に関連づけるとともに、機能単位同士の繋がりを患者自身に学習させることである。ただ、機能単位に分解し、それらの感覚運動情報について訓練しただけではただの感覚訓練である。

図30●システムアプローチ

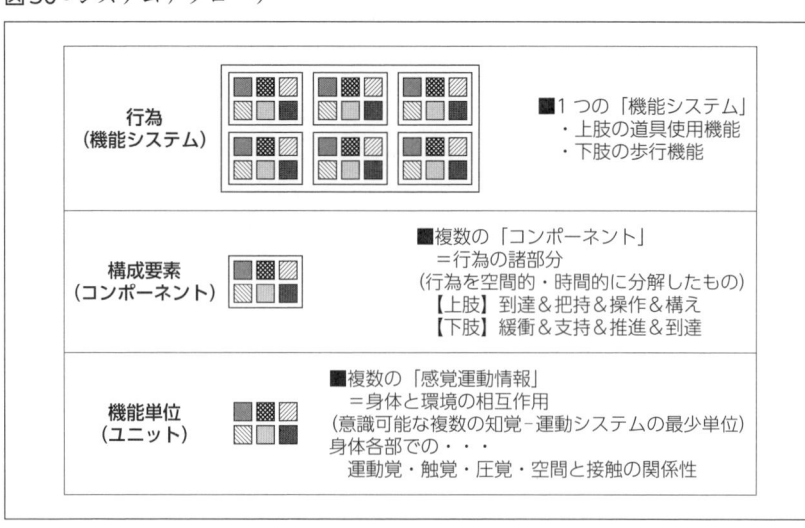

行為 （機能システム）		■1つの「機能システム」 ・上肢の道具使用機能 ・下肢の歩行機能
構成要素 （コンポーネント）		■複数の「コンポーネント」 ＝行為の諸部分 （行為を空間的・時間的に分解したもの） 【上肢】到達＆把持＆操作＆構え 【下肢】緩衝＆支持＆推進＆到達
機能単位 （ユニット）		■複数の「感覚運動情報」 ＝身体と環境の相互作用 （意識可能な複数の知覚‐運動システムの最少単位） 身体各部での・・・ 　運動覚・触覚・圧覚・空間と接触の関係性

私たちが患者の行為の異常を回復させるためには、これらのシステムとしての関わり合い、すなわち創発される上位の機能と下位の機能について視点を柔軟に移動させることが重要であろう。たとえば、足底で圧の移動がある程度感じられるようになったとしても、歩行というシステムの中で、その重心の移動はその他の身体部位がどのように動いたときに生じるのかという繋がりが理解できなければスムーズに歩くことはできない。足底に対して上体（骨盤、体幹）の位置が変化することにより重心の移動がなされるなど、要素間の繋がりを訓練によって教えていくことが重要なのである。

■ 身体における機能システム[54]
　システムアプローチの考え方について述べてきた。ここでは、上肢、体幹、下肢がどのような機能をもっているのかをある程度カテゴライズして解説する。身体における機能システムとその構成要素を図式化したものを提示する。個々の詳細な知覚運動情報などについては、本書は触れないため成書などを参考にしていただきたい。

■ 上肢の機能システム
　上肢の道具使用における機能システムと、構成要素、必要な機能単位については図の通りである。上肢の機能システムは、肩や体幹を使って対象物に対する方向づけを行う到達機能（リーチング）や肘や前腕の回内外を利用して物体に対して手の向きを合わせる接近機能（アプローチ）、物体の大きさや性状に合わせて構える（プレシェーピング）を行う把持機能（グラスプ、ピンチ）、また手指の操作機能などに分解される。操作機能（オペレーション）においては、物体の重量や表面性状などを知ることで適切な筋出力がはじめて得られることからも非常に重要である。具体的なチェック項目としては、肩関節の運動方向や運動量、運動軌道が正確に認識できるか、肘を使って手と体幹の位置関係（距離）を正しく認識できるか、前腕の回内外の傾きが正確に認識できるか、手首の掌屈、背屈角度が認識できるか、手指を使って物体の表面性状、摩擦が認識できるか、母指と他指の位置関係（対立関係、距離）が認識できるか、把持によって対象物の重量が識別できるかなど、多岐にわたる。
　慢性疼痛やCRPSなどの難治性疼痛では体性感覚野の再現部位の減少が確認されており、その部位の拡大により痛みが改善するということがわかっている。このようなことから考えても、患者が収集できない感覚運動情報を評

図31●身体における機能システムとコンポーネント

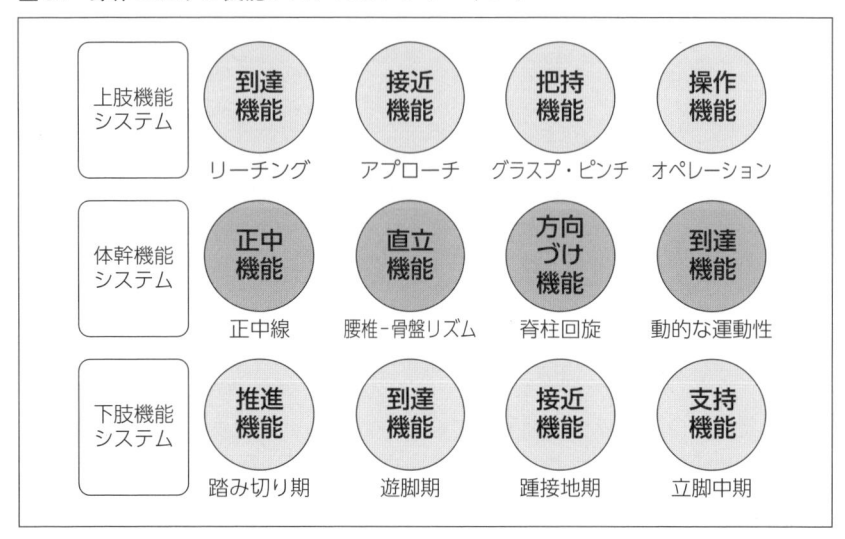

上肢機能システム	到達機能 リーチング	接近機能 アプローチ	把持機能 グラスプ・ピンチ	操作機能 オペレーション
体幹機能システム	正中機能 正中線	直立機能 腰椎-骨盤リズム	方向づけ機能 脊柱回旋	到達機能 動的な運動性
下肢機能システム	推進機能 踏み切り期	到達機能 遊脚期	接近機能 踵接地期	支持機能 立脚中期

図32●上肢の機能システムとコンポーネント

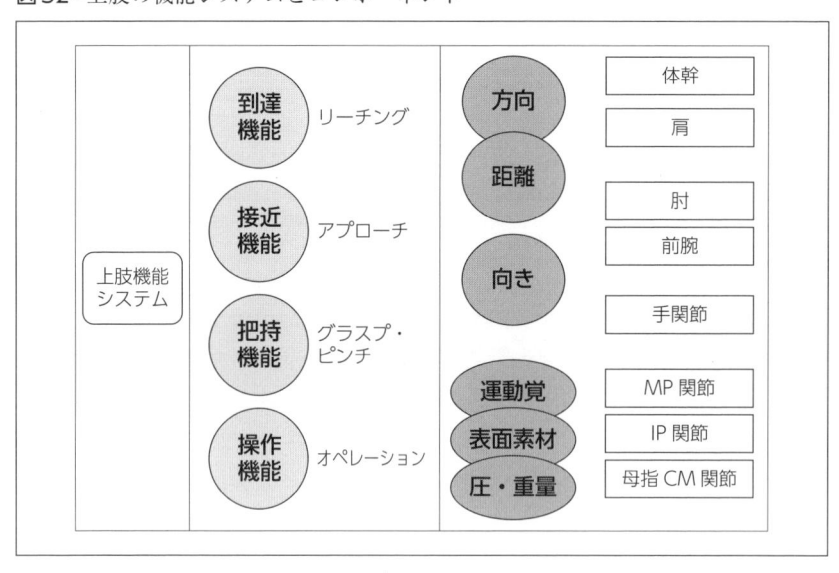

上肢機能システム	到達機能 リーチング	方向	体幹
	接近機能 アプローチ	距離	肩
			肘
			前腕
	把持機能 グラスプ・ピンチ	向き	手関節
	操作機能 オペレーション	運動覚	MP関節
		表面素材	IP関節
		圧・重量	母指CM関節

価し識別課題などを通じて改善を得ることが痛みの改善にも繋がる可能性が示唆される。

図33●体幹の機能システムとコンポーネント

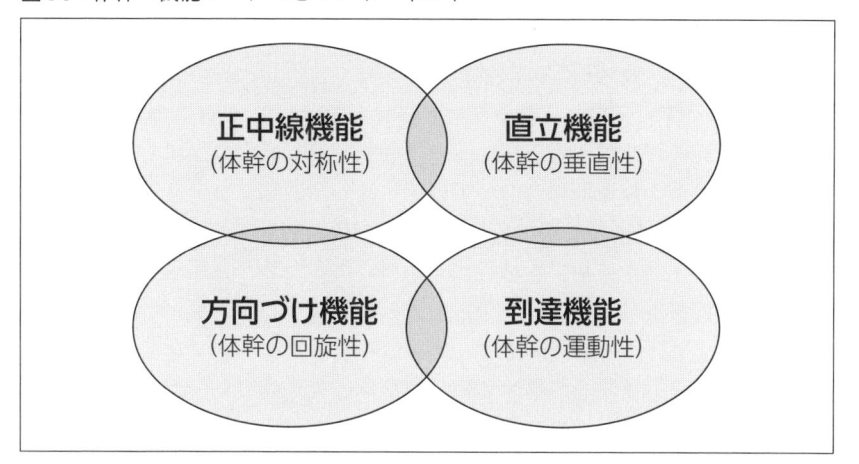

- 正中線機能（体幹の対称性）
- 直立機能（体幹の垂直性）
- 方向づけ機能（体幹の回旋性）
- 到達機能（体幹の運動性）

■ 体幹の機能システム

　体幹には自己の中心を構築する「正中線機能」や、垂直性と支持面の可変性を構築する「直立機能」、意図した方向に身体を向け脊柱の回旋を伴う運動空間を構築する「方向づけ機能」、関節保護や衝撃吸収、動作の修正、上下肢との協調性など重心の移動やリーチングに必要となる「到達機能」などが備わっていると考えられている。具体的なチェック項目としては、身体の傾きが認識できるか、身体の移動に伴って変化する座面の圧力変化が認識できるか、骨盤の前後傾が認識できるか、また水平性が認識できるか、回旋の運動量が正しく認識できるかなどが対象となる。

■ 下肢の機能システム[53]

　下肢の機能システムは先に述べたように歩行を主なターゲットとして行為を分解して考える。

　歩行を時間的に分解した場合、多くのセラピストは立脚期、遊脚期という呼称が最も馴染みがあるであろうが、それらは純粋に時間的な区分のみによって分類されているため、ここではその時間的瞬間において、身体が果たすべき役割という観点から分類する。まず、いわゆる踏み切り期（立脚後期）については身体を前方に推進させる機能があり、遊脚期には下肢の運動方向を決め空間上を移動させる到達機能がある。また、踵接地（立脚初期）前後には踵を適切に地面に接触させ荷重に備える接近機能があり、支持期（立脚中期）においては身体を正中に保持しながら荷重を支える支持機能がある。

これらをさらに関節ごとに考えていくと、股関節には遊脚期について下肢を方向づけ、下肢と体幹の中間関節として骨盤を水平に維持するという機能がある。ゆえに、股関節では内外転の運動覚や位置覚、内外旋の運動覚の認識が重要となる。膝関節は重心の上下運動を制御しDouble knee actionを生じるので、膝関節を使った屈曲伸展の運動覚、位置覚および膝の屈伸に伴う身体と踵の距離、位置関係について確認する。足関節においては、到達機能として踵接地に向けた足部の方向づけや、支持期における内外反の制御によって身体と床面を適切に接触させる機能があるため、背屈底屈の運動覚のみならず、内外反による床の水平性が正しく認識できるかなどがポイントとなる。そして、下肢MP関節では、踵接地時にはアクティブな伸展により足底腱膜を緊張させ衝撃を緩衝する作用があり、推進期においてはパッシブな伸展により踵と床面の距離をコントロールする機能がある。ゆえに、前足部を接地させた状態で、踵がどの程度持ち上がっているかなどの情報について評価する。最後に足底については先にも述べたが、床面の性状や摩擦、凹凸などを収集するとともに、支持期の重心移動を認識するなどの機能がある。ゆえに、表面の触覚や、圧覚、摩擦の認識が評価の対象となるとともに、重心の移動について足底自体の前後や左右などの部位がある程度の緻密さをもって識別できるか（少なくとも足底の前後や左右）を確認する。もし仮に足底の前と後ろ、内側と外側などが識別できなければ「体重を足の前の方にかけてみましょう」という一般的な言語指示そのものが意味のないものになりかねない。

図34●下肢の機能システムとコンポーネント

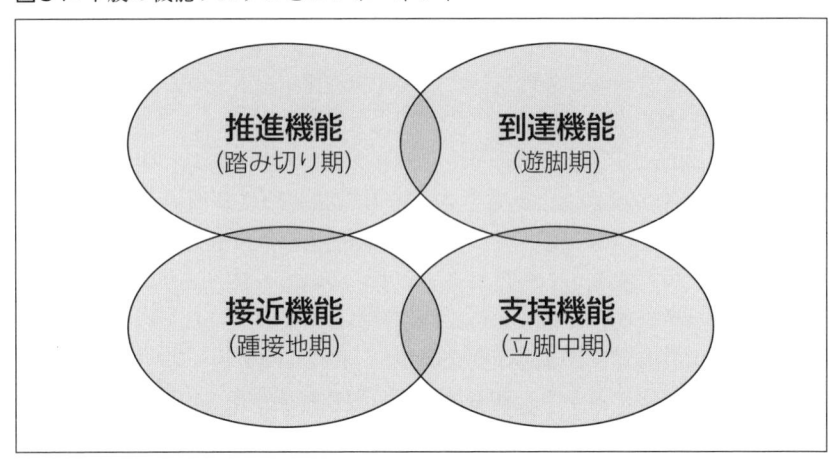

■機能単位の評価のポイント

　このようにたったひとつの行為についても複数の機能単位で構成されているため、実際すべての機能単位を暗記して評価していくことは現実的ではないし、ただ暗記しただけでは他の行為やその他の患者の言語を処理することはできないだろう。このときに重要な作業は、セラピスト自身が目標とする行為を実際に遂行してみて、どのような機能単位が隠れているかを検討することである。ある行為の中で関節が果たす役割や、そのときに収集すべき感覚運動情報が何かをそのつど考えていくことにより、セラピスト自身のアイディアや観察の幅は大きく広がる。行為をシステムの観点から分解できる能力が無ければ、患者のニーズに応えることはできない。

観察から訓練へ

　これまでの項を通じて、痛みや行為の異常を呈する患者をどのように分析するかをいくつかのトピックスを交えて解説した。ここからは、どのように訓練を構築していくかを解説する。

■機能システムの観察から訓練へ

　機能システムの観点から行為をその構成要素と機能単位に分解することは先に述べた。この作業が実際の訓練に直結していく。図35のように分解し

図35●機能システムの観察から認知課題へ

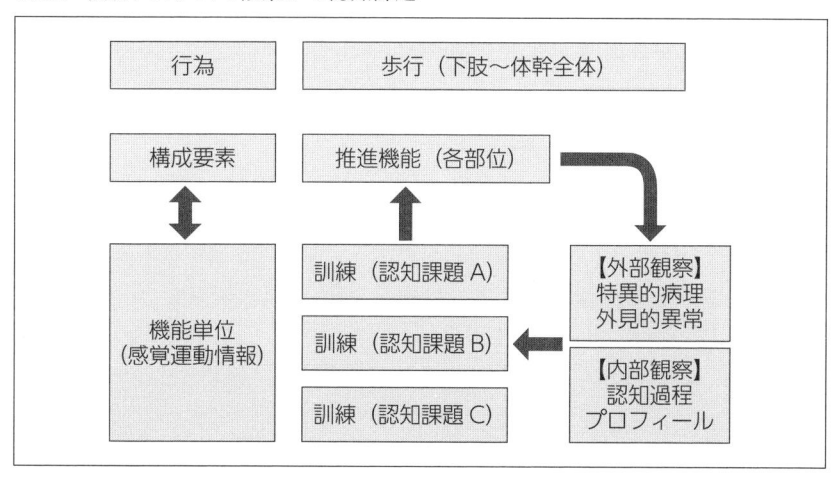

図36●構成要素（コンポーネント）の観察と訓練

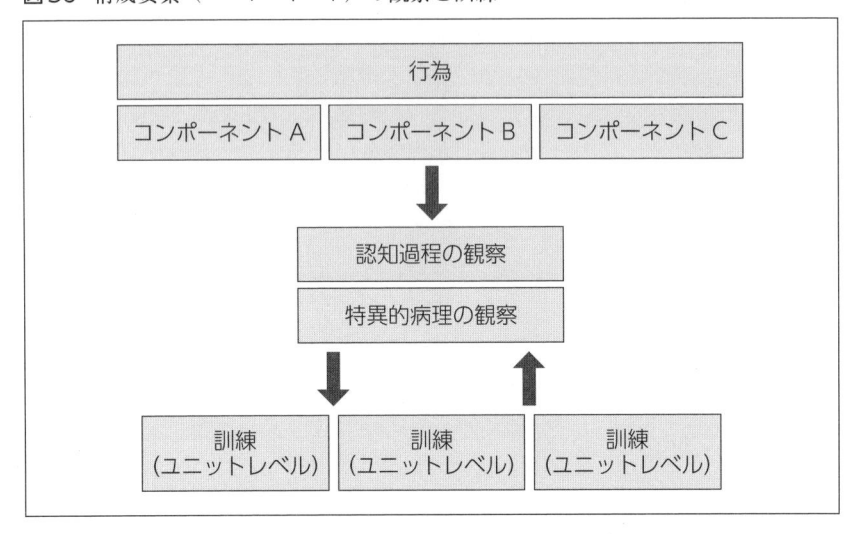

```
                        行為
   ┌─────────────┬─────────────┬─────────────┐
   │コンポーネントA│コンポーネントB│コンポーネントC│
   └─────────────┴──────┬──────┴─────────────┘
                        ↓
                  認知過程の観察
                  特異的病理の観察
         ↓                              ↑
   ┌─────────┐      ┌─────────┐      ┌─────────┐
   │  訓練   │      │  訓練   │      │  訓練   │
   │(ユニット │      │(ユニット │      │(ユニット │
   │ レベル) │      │ レベル) │      │ レベル) │
   └─────────┘      └─────────┘      └─────────┘
```

た機能単位はヒトが知覚しうる最小限の感覚運動情報の単位であり、その個々の機能単位について外部観察と内部観察から得られた異常に対して認知課題を設定していく。このとき、それぞれの機能単位について認識の異常や、注意の異常、運動イメージなどの内部観察は個々に行うことが望ましい。

構成要素（コンポーネント）を成立させるためには複数の機能単位（ユニット）レベルの訓練を積み上げていくので、私たちはどの機能単位が最も行為に影響を及ぼしているのかを詳細に評価していかなければならない（図36）。

■ 的確な訓練を計画するために何を考えるべきか

私たちが訓練を構築するときには、下記の事項を踏まえて構築することが重要である。

①行為のどの構成要素がもっとも異常を呈しているか？
　　行為全体の異常から構成要素レベルへの異常まで落とし込むことにより、時間的、空間的なレベルで問題点を焦点化しやすい。

②どのような機能単位が最も不足しているか？
　　各関節の役割や、行為の中での感覚運動情報が必要であるが先に述べたように、まず目的とする行為が成立するためにどのような感覚運動情報が必要かをリストアップすると同時に患者の言語からどの情報に欠落

が生じているのかを検討する。器質的異常によっては回復困難な機能単位も含まれる可能性もあるため、機能単位同士の代償関係についても検討していく。

③情報を処理する過程（認知過程）の問題があるか？

　ある感覚運動情報が正しく認識できないという事実においても、認知過程における知覚レベルに問題があるのか、もしくは単関節なら意識することができるが複数関節になると極端に認識できなくなるといった注意の問題があるのか、もしくは問われている課題自体が理解できているかなどの心的過程について確認する。

■ 訓練の構造

　訓練は環境や肢位、他の複数の身体部位との関係などからさまざまに難易度を設定することができる。訓練の構造については図37に示す通りである。

　肢位では、制御する関節の多さから考えても、難易度は立位＞座位＞臥位となり、単関節を用いた課題よりは多関節を巻き込んだ運動は難易度が高くなる。また他動的に身体を動かされるのか、自ら動かすかによってもその難易度は異なる。

　併せて訓練の選択としては、どのような感覚モダリティについて課題を設定するかも検討する事項になる。たとえば先の機能単位において、歩行の到達期における股関節の機能については、その方向づけという機能の性質上、方向や距離を問う空間課題が適切である。

　痛みの患者について注意が必要なのが、訓練段階としての自動運動と他動

図37●訓練の構造

①身体部位	単関節運動 （セグメンタル）	多関節運動 （グローバル）
②訓練段階	第1段階 （他動）	第2段階 （自動介助）	第3段階 （自動）
③感覚モダリティ	体性感覚 （触覚・運動覚）	視覚	聴覚
④認知課題	空間性 （方向・距離・形）	接触の空間性 （表面・硬さ・重量）

運動の選択である。
　通常、痛みは外部からの刺激によって増幅されることが多く他者の接触や、他者に強いられる運動は非常に強い不安を惹起することがある。よって通常であれば他動的に身体を動かしてその感覚運動情報に集中できるような課題であっても、痛みが出現することがある。このような状況下では訓練以前に痛みや不安が阻害因子となりうるため運動量や運動方向、訓練の内容をしっかりとオリエンテーションし、不安の除去に努める。また他動運動ではどうしても耐えがたい痛みが出現する場合には、運動の開始や停止の権限を患者本人に委ね、自動運動ないし自動介助運動で訓練を構築する。

■ 痛みの認知的側面に対する治療の段階づけ

　認知神経リハビリテーションからみた痛みの捉え方や訓練の構造について述べてきたが、ここで痛みの認知的側面という観点から再度訓練の構築に必要な段階づけ、難易度について取り上げる。これまで述べたように認知神経リハビリテーションではその性質から主に、痛みの認知的側面に対するアプローチであるといえる。繰り返しになるが、急性痛や身体の構造的問題が前面にある場合など実際の臨床は総体で捉える必要がある。
　この痛みの認知的側面において、CRPSの場合は早期に運動イメージを使った訓練を行うと痛みが改善するどころか増悪することが知られているように[43]、脳内の情報処理段階に合わせて訓練の難易度を設定する必要があ

図38●痛みの認知的側面に対するリハビリテーション

Key point

- 運動と知覚は不可分であるということ
- 情報の整合性がとれているかどうかを基点に考える
  【優先順位】
　①体性感覚情報の細分化による身体図式の材料の構築
　　アプローチ　→【感覚野】
　②異種感覚情報（特に視覚と体性感覚）の合致による情報の統合能力の改善
　　アプローチ　→【上下頭頂小葉】BA5～7　BA39～40野
　③運動イメージの構築による遠心性コピーの改善
　　アプローチ　→【運動前野・補足運動野】
　④運動予測と結果の照合による一致
- 情動系への配慮

る。ここまでのキーポイントから運動と知覚が不可分であることや、体性感覚や視覚などの情報の整合性がとれているかどうかという視点から患者を診るということが重要であることはよく理解して頂けたと考えるが、問題はやはりその課題設定の難易度とタイミングである。

システムとして行為を分解した際にも巻き込む関節の多さや肢位などで難易度に差が出ることを述べたが、知覚そのものにも難易度があると考えられる。

知覚の難易度においては、まず体性感覚野における知覚の細分化が最も低次な部分であろうと思われる。体性感覚はブロードマンの3，1，2野を中心に階層的に処理され5野、7野で連合される。つまり、先に述べた感覚運動情報においてもより単純な体性感覚レベルで識別課題を設定していき、同種感覚情報の統合レベルまで課題を進める。特に下肢においては同種感覚情報の統合レベルが重要である。

そして、次の階層レベルでは視覚と体性感覚である。住谷らは、CRPS患者において主観的自己正中線が患側に移動することや、視覚と体性感覚自体に不一致があることを明らかにしており[62]、プリズム眼鏡によって視覚を補正すると痛みが軽減することを実験で明らかにしている。このように視覚と体性感覚の一致は痛みの改善に非常に重要である。

また、この視覚と体性感覚が統合される頭頂連合野（5、7、39、40野）は身体図式の首座と考えられており、この39、40野に投射される情報の正確

図39●痛みの認知的側面に対するリハビリテーションの段階づけ

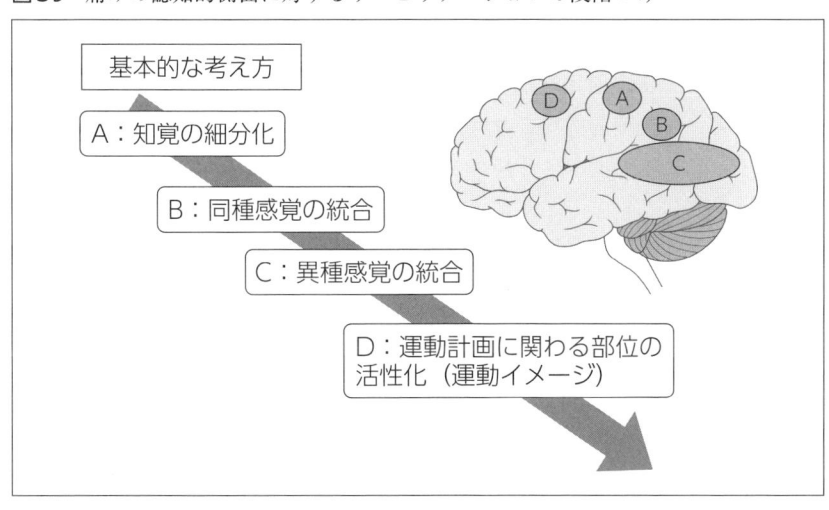

基本的な考え方
A：知覚の細分化
B：同種感覚の統合
C：異種感覚の統合
D：運動計画に関わる部位の活性化（運動イメージ）

性が身体図式にも影響を及ぼすものと考えられる。

そして、次の階層レベルとして運動プログラムの構築としての運動前野、補足運動野を意識した訓練となる。すなわち、ここではじめて本格的に運動イメージを利用できるということである。

Moseleyらによって開発された、段階的運動イメージプログラム（Graded Motor Imagery Program）においてもこのような訓練の段階づけが意識されており、メンタルローテーションによる左右の識別課題から、運動イメージを使用した訓練、そしてミラーセラピーへと段階づけられている。

痛みを体性感覚の統合から運動発現に至るネットワークの異常であると捉え、情報処理過程に応じた段階づけを意識することにより、より明確な訓練方略が構築できるのではないだろうか。

■ 訓練の難易度と報酬系

ここまで訓練の難易度についていくつかの観点から解説したが、そもそも難易度の設定はなぜ必要なのか。ひとつは先に説明したように難易度の設定を間違うと痛みを増悪させる可能性があるからである。「運動イメージを使った訓練が痛みに効果的だと聞いたから」という単純な理由で適応しては逆効果なのである。

そして、難易度を考える際にもうひとつ重要なのが訓練の結果がどのように患者に影響を及ぼすかである。これを脳内の報酬系から考えてみる。報酬系とはある主の行動をとったときに得られる反応から行動を強化したり弱化したりするネットワークである。

報酬系には幾つかの系があるが、主な報酬系の回路にドーパミン回路がある。ドーパミンは中枢神経系に存在する神経伝達物質であり運動調整や認知機能、ホルモン調整、感情、意欲、学習などに関わる。報酬系には中脳皮質辺縁ドーパミン系が関与するが、この報酬はある行動を経て得られるであろうという結果についての予測と実際の結果の誤差によって決定される。すなわち、行動を起こすときに得られると期待される報酬の量よりも行動の結果によって実際に得られた報酬の量が多ければ、その行動は強化される（正の強化）。これに対して、予測に対して実際の報酬が少なければその行動は弱化される[62]。これらの予測誤差によってドーパミン回路の興奮の程度が決定され、この興奮度合いによって行動を起こす神経伝達効率が上昇するのである。

日常生活で喩えるならば、ダイエットに取り組んでいる人が1日間食を我慢して夜に体重計に乗ったときに、「500gくらい減っているだろう」と予測

していたのにもかかわらず、実際には「2kg減少していた」とすれば非常に結果を前向きに捉え、明日からも「間食を我慢する」という行動は強化される。しかし、「2kg減っているだろう」と意気揚々に体重計に乗ったのに「500gしか減少していない」となると、「もういいや」と行動は弱化される。

　このように人間の行動は期待と実際の結果により、次の行動に大きな影響を及ぼす。痛みの患者における、記憶や痛みの価値づけについては前に述べたが、痛みの患者は痛みのコーピング（対処）に失敗を重ねている場合も多い。また、医療に対して疼痛の完全な除去を期待していたり、「病院に行けばすぐ治る」と即時効果を期待していたりする場合も多く、このような場合に実際の効果が伴わないと不信感に繋がることがある。期待感はプラセボ効果を促進し、全体としては良い転帰をとる場合が多いと考えられるが、あまりにも医療に過大な期待をしている場合には注意するべきである。リハビリテーションにおいても、目標を細分化したり、課題の難易度を調節することによる成功体験の繰り返しなどによって正の報酬系が活性化するように環境設定することが望まれる。このような正の強化が自己効力感を高め、痛みの恐怖回避モデルからの脱却に繋がるものと考える。

認知課題の実践とアイディア

認知課題の選択と導入

　認知課題の選択については、ここまで述べてきた機能システムの観察とその評価で問題となった構成要素について対応する課題を優先的に選択する。また痛みの認知的側面についての訓練課題として、体性感覚の階層的処理を意識した細分化から運動イメージの訓練に繋げることはすでに解説した。

　痛みのリハビリテーションにおいてはまず痛みそのものが非常に大きな問題となっている場合が多く、患部に触れられないことも少なくない。このような場合にはまず患部に触れること以外にできることから訓練を開始する。

患部に触れることなくできる訓練

①対側での認知課題と患側でのイメージ課題（予期）（すべて閉眼で実施）

　痛みのある患者の場合は、何らかの損傷により求心性情報が遮断され体性感覚受容野の変質が生じていることは先に述べた。そして、強い痛みがある場合には患側そのものに触れることができないことも多い。ゆえに、触れることもできないし、触れたとしても正確な体性感覚情報が得られないという

結果になる場合がある。通常私たちは行為の中で感じうる感覚運動情報については無意識化されており、敢えて細かく意識することはない。ゆえに、患者の導入として認知課題を実施したとしても「いったいどのように感じ取ればよいのか？」が理解できないことがある。これは、セラピスト同士で認知課題を実施してみれば、明白である。「どのように感じますか？」と問われてもあまりピンとこないはずである。

そこで、痛みの患者について、体性感覚の識別課題のような認知課題に進む場合には、健側で目標とする体性感覚について収集することから始める。つまり「本来であればどのように身体が感じるのか」について、手本となりうる体性感覚情報を意識化し、記憶することから始める。体性感覚野は注意の焦点化によって、その閾値が変化するため、このような作業の後に、ワーキングメモリーを利用して「正常な感覚」を患肢から探し出す作業を行う。

足底で圧情報を収集するための訓練を例にとる。この足底での圧情報は床面の性状を探索するために必須の感覚運動情報となる。道具としてスポンジを用いる場合を想定しながら解説する。まず、健側の足底にスポンジを当て、「スポンジが当てられているときのスポンジの硬さによく注意を向けて下さい」と要求する。患者が問題の意図を理解できないようであれば、詳細に説明する必要がある。接触させたり、離したりを繰り返しながら患者に記憶にとどめるように要求する。患者が記憶にとどめられたと合図をするまで繰り返す。患者自身が圧感覚を記憶できたと返答したら、接触をやめ「では、今まで当てていたスポンジを当てられている感覚を思い出して下さい」と指示し、健側での記憶の想起を要求する。

患者が記憶の想起ができたと返答すれば、「それではもう一度当てますので、よく準備しておいてください」と知覚仮説を立てることを要求する。その後実際にスポンジを足底に当て、記憶していたものと実際の感覚が「合っていたかどうか」を問う。この健側での一連の作業を健側においてきちんと記憶できるまで繰り返す。これにより、足底で感じうる圧情報の記憶を精緻化し、より具体的にイメージできるようにする。患者が、健側での圧情報をリアルに想起できるようになれば、「それでは、今まで感じていた足の裏の感覚をそっくりそのまま反対の足に移してください」と、ここで初めて患側での接触へと移行する。しかし、ここで十分に準備の時間を患者に与えることが重要である。なぜならば、患側での知覚の予期は困難な場合が多いからである。痛みが長期化すればするほど「触れると痛い」という接触と痛み記憶の結びつきが強い場合があるため、多くの患者では「こっちの足で触れる

ことを考えたら、痛む感じがします」とコメントすることがある。この場合には、「それではもう一度反対側の足の裏にスポンジを当てますので、記憶し直してください。」と要求し、その後また患側で知覚の予期を立てさせるという作業を繰り返す。

健側の知覚のイメージが、患側にしっかりと転写できた場合にはじめて接触を試みる。なお、このときには、「それでは、これから足の裏に触れますね、合図をしますので準備をしてください。いちにのさんで当てます」と触れるタイミングを伝え、患者の不安が最低限になるように配慮する。閉眼での作業がどうしても不安な場合には、開眼でも構わない。近年では触れる身体をしっかりと見ている方が知覚の精度があがるともいわれているため不安の度合いによって調整する。

もし、このような作業で痛みの減少が確認できるようであれば、この患者にとっては痛みの無い状態での体性感覚の予期が痛みを減少させるということが訓練方略として支持されるであろう。

この作業は体性感覚情報を顕在化させて、予期を生成し予期に対する感覚情報との差異を意識させるというフィードフォワードとフィードバックによる学習課題であり、感覚のみならず運動イメージを利用した訓練としても同

図40●予期と実際の整合性を修正する課題

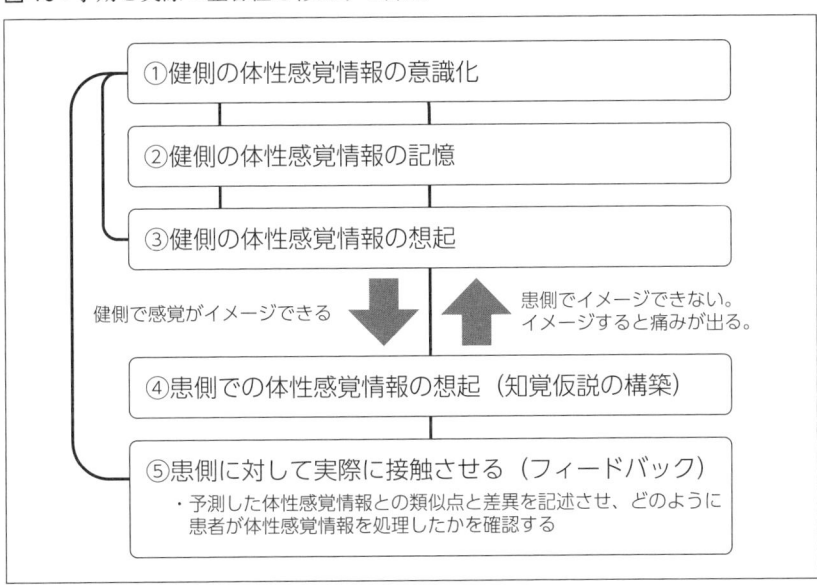

```
┌─────────────────────────────────────────────┐
│   ①健側の体性感覚情報の意識化                  │
│                                              │
│   ②健側の体性感覚情報の記憶                    │
│                                              │
│   ③健側の体性感覚情報の想起                    │
│                                              │
│  健側で感覚がイメージできる    患側でイメージできない。│
│         ↓            ↑       イメージすると痛みが出る。│
│                                              │
│   ④患側での体性感覚情報の想起(知覚仮説の構築)  │
│                                              │
│   ⑤患側に対して実際に接触させる(フィードバック)│
│     ・予測した体性感覚情報との類似点と差異を記述させ、どのように│
│      患者が体性感覚情報を処理したかを確認する   │
└─────────────────────────────────────────────┘
```

図41●メンタルローテーション課題

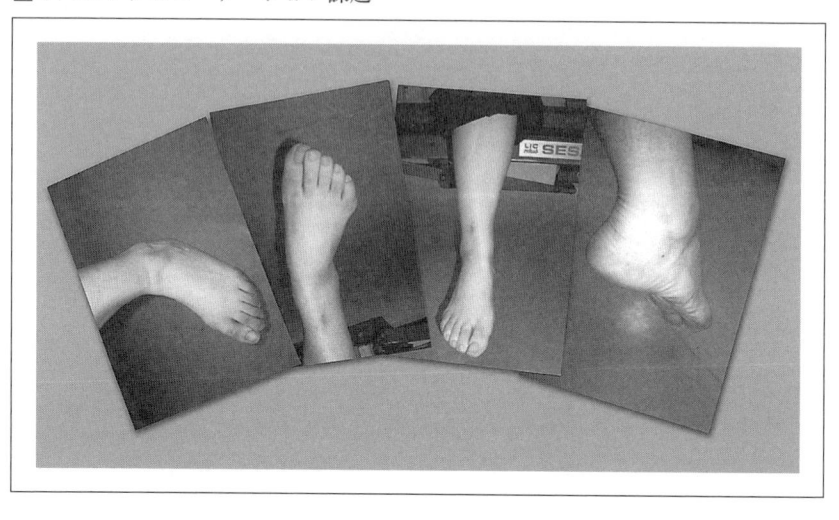

様の流れが利用できるため、さまざまな認知課題の基本形として理解する（図40）。

②メンタルローテーション課題

　メンタルローテーション課題は心的回転課題ともいわれる。手部や足部をさまざまな角度から写真撮影したものを用いる。患者にはなるべく早く「右側」か「左側」かを回答するように要求する。この課題は簡易的に運動イメージを想起させることができるが、先に述べたGraded Motor Imagery Programでも第1段階として実践できる課題としてあげられており比較的容易に行うことができる。上肢については、noigroup（http://www.noigroup.com/en/Home）がApple社のiOSアプリケーションとしてリリースしており利用価値が高い。この課題は写真を複数枚撮影するだけですぐに実践できる課題であるため自主トレーニングとしても有用であろう（図41）。

■下肢に対する認知課題

　本書では下肢を中心とした認知課題についていくつか具体的な手段をピックアップする。下肢の訓練においては、痛みの改善と同時に歩行の獲得に向けて課題を設定していく。機能システムの項で述べたように、認知課題のバリエーションはある行為において私たちが収集すべき感覚運動情報の数だけ豊富に設定できる。ゆえに、患者の訴えと実際の行為の異常の結びつきを検

討し、どの課題が適するかを常に更新しなければならない。

■歩行の獲得に必要な知覚運動情報のリストアップ

下記に歩行を構成要素（コンポーネント）、機能単位（ユニット）に分解したものを示す。

歩行のどの相において、問題を呈しているのか、またどのような機能単位を知覚する際に痛みが生じるのかを確認した後で、先のような手順において認知課題を設定する。

■ 歩行における下肢関節の機能特性[53]

前項において、それぞれの歩行の構成要素がどのような機能単位で成り立つかをリストにした。これら個々の訓練方略についてはそのタイミングと状況に合わせて複数の訓練課題が設定される。

歩行全体を捉えて各関節が備えるべき機能特性を考慮すると、体幹は歩行時に直立正中位を保持し、わずかな回旋によって重心の移動と機能的下肢長を得ることという機能があると考えられる。股関節は立脚相では下肢と体幹を繋ぐ関節として重心の移動を、遊脚相では下肢を方向づける機能をもち、膝関節は屈曲伸展を使い足部と体幹の距離を適切にコントロールする機能がある。足関節は底背屈のコントロールが中心であり、足部においては内外反による床と足底を適切に接する機能がある。また足底については、床の硬さや摩擦、表面性状の認識により歩容のストラテジーに対する有益な情報を収集する機能がある。ここではこれらの大まかな機能についてさまざまな肢位での訓練課題の一例を提示する。肢位ごとに課題を設定している理由は、抗重力の有無によって難易度を変化させるためである。

表4 ● 歩行の獲得に必要な知覚運動情報

構成要素 (コンポーネント)	部分的構成要素 (サブコンポーネント)	部 位	課題の内容
接床期	足を地面に接地する機能	体 幹	骨盤の回旋の認識 (約5°進行方向に回旋)　　=空間課題
		股関節	**股関節屈曲方向の認識（20°屈曲）** 　　　　　　　　　　　　　**=空間課題**
			股関節内外転による位置の認識 　　　　　　　　　　　　　=空間課題
			股関節内外旋による足部進行方向の決定　　　　　　　　　　　=空間課題
		膝関節	膝の伸展角度の認識　　　=空間課題
			膝の屈伸による体幹と足部の距離感の認識　　　　　　　　　　=空間課題
		足関節	足関節の角度の認識 (底背屈0°の維持)　　=空間課題
			足関節内外反の認識（軽度内反） 　　　　　　　　　　　　　=空間課題
		足 底	**自由落下による踵での床の性状の認識** **(圧、摩擦)　　　　　　=接触課題**
	足底を地面に接地する機能	足関節	前足部と床との距離の変化（遠心性収縮で距離を減じる）　　=空間課題
			軽度外反により足底を床面に向ける
		足 底	**踵での床の硬さの認識　=接触課題**
			踵での床の摩擦の認識　=接触課題
支持期	片脚で体重を支持して移動する	股関節	重心移動に応じて屈曲位から伸展位へ 　　　　　=足底が接触した空間課題
		膝関節	重心位置の保持　　　　　=空間課題
			屈曲モーメントから伸展モーメントへの変化　　　　　　　　　=空間課題
		足関節	重心を移動し荷重線を支持側下肢に近づける
		足 底	**足底全体での圧認識　　=接触課題**
			足底全体での摩擦の認識　=接触課題
			足底全体での表面性状の認識 **　　　　　　　　　　　　=接触課題**
			重心軌道の認識　　　　=接触課題

表4●（続き）

構成要素 （コンポーネント）	部分的構成要素 （サブコンポーネント）	部 位	課題の内容
推進期	踵を地面から離す機能	体 幹	骨盤の回旋の認識（5°後方回旋） 　　　　　　　　　　　　＝空間課題
		股関節	股関節伸展角度の認識　＝空間課題
		股関節	股関節回旋の認識（ウィップの制御） 　　　　　　　　　　　　＝空間課題
		膝関節	膝伸展位から遊脚相への移行 　　　　　　　＝空間および接触課題
		足関節	足関節底背屈の認識　＝空間課題
		足 底	**足趾MP関節の認識、踵と床の距離の認識**　　　　　　　　　　**＝空間課題**
	踏み切る機能	股関節	わずかな筋収縮で前方へ移動
		膝関節	動きの弛緩、屈曲層への移行
		足関節	底背屈角度の維持
		足 底	**重心の移動の認識（母趾と示趾の中間への移動）　　　　　　＝接触課題**
到達期	足を地面から持ち上げる機能	股関節	股関節運動方向の認識　＝空間課題
		膝関節	股関節屈曲による体幹との距離の認識 　　　　　　　　　　　　＝空間課題
		足関節	軽度背屈位の保持
	下肢を方向づける機能	股関節	**股関節運動方向の認識　＝空間課題**
		膝関節	次の接踵に向けた大腿四頭筋の予測的収縮
		足関節	足関節底背屈角度の認識　＝空間課題
		足 底	**床と足趾の距離の認識　＝空間課題**
	足の接地点を決定する機能	股関節	股関節運動方向の認識　＝空間課題
		膝関節	膝関節伸展角度の認識　＝空間課題
		足関節	足関節底背屈角度の認識　＝空間課題
		足 底	足趾を伸展し接触に備える

股関節に対する訓練課題
●背臥位での課題　☞内外転の識別課題

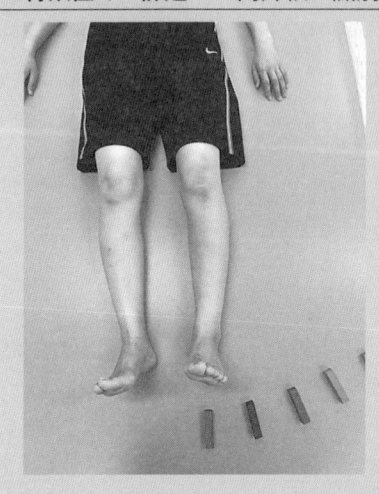

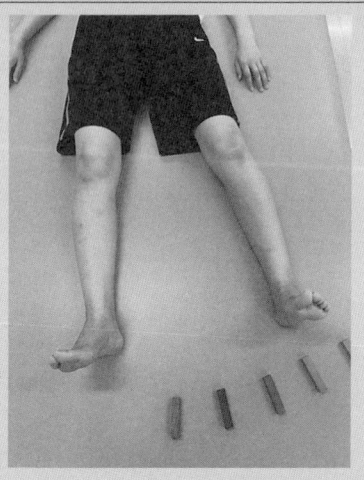

　作業ユニットは股関節で、単関節を用いた課題である。背臥位での股関節の内外転の識別課題は、歩行における下肢の方向づけにおいて初歩的な機能となる。背臥位で体幹と上肢は正中位とし、他動的に下肢を外転方向にガイドする（写真は見やすさを考慮しセラピストは含めていない）。まず運動の有無や、運動の開始、停止、運動方向、運動量、運動速度が正しく認識できているかどうかを確認する。その後、3～5箇所に目印を置き、下肢の下垂位置からどこまで外転したか、またどこからどこまで外転（内転）したかを問う。このときに患者の注意は運動の結果として生じる足部の位置の移動に注意が向きやすいため、「今、この運動をするにあたって一番動いている関節はどれですか？」と足部の位置の変化が股関節によって生じていることに気づきを与えることが重要である。他動運動で内外転の差異が認識できるようになれば、自動介助、自動運動で任意の場所まで足部を移動できるように訓練を進める。ただし、自動運動開始時には足趾の向きが天井を向いているかどうかをチェックする。なぜならば、股関節に運動単位の動員異常がある場合には股関節外転筋ではなく、股関節屈筋を使用して運動をするような代償運動を認めることがあるからである。そのような代償を確認するためにも次に紹介する股関節内外旋の識別課題が重要となる。

内外旋の識別課題

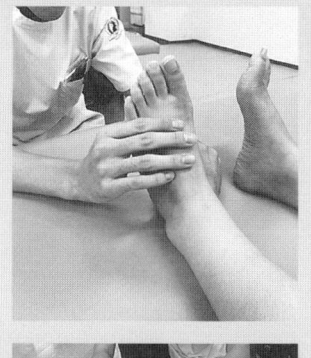

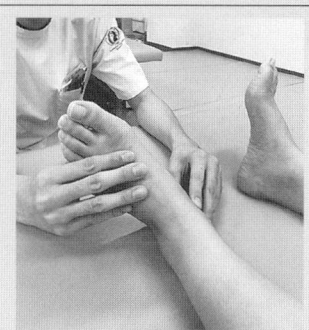

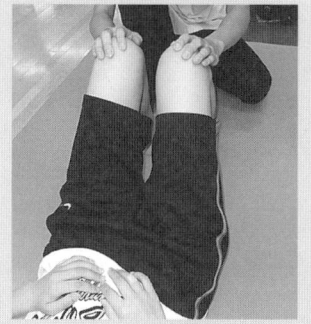

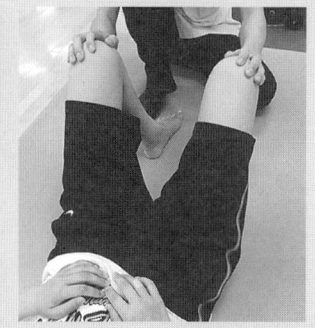

作業ユニットは股関節で、空間性が中心となる課題である。先の内外転の識別課題とは異なり内外旋を識別させることを目的とする。股関節内外旋は推進期において、下肢の振り出し方向を決定づけ、その後の到達に至るまでの下肢の動きに大きな影響を及ぼす。

訓練の方法としては、①仰臥位にて下肢伸展位とし足部が向いている方向を問う方法と、②膝立位で行う方法がある。下肢伸展位においては、まず重要なのが中間位なのか、外旋位なのか、内旋位なのかという大きな方向を認識できるかである。下肢の疾患がある場合などは外旋角度を過大評価したり、内旋と外旋そのものが認識できないことがある。内旋、外旋の角度については「時計の針」をメタファーとすると回答が得やすいことがある。12時の方向といえば、すなわち足部が天井を向いている状態であり、1時、2時、もしくは11時、10時と内外旋角度を細分化する。

膝立位においては、内外旋に伴う3～5段階の下肢の位置変化を識別させる。この課題の成否の検証は背臥位で骨盤に対して左右対象な位置をとることができること。また座位立位でも同様に正しい位置をとることができることである。

☞軌道板を使った運動方向、運動量の識別課題

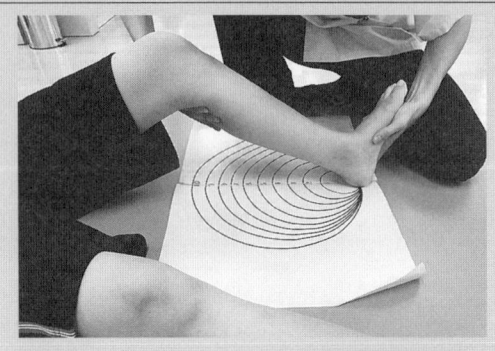

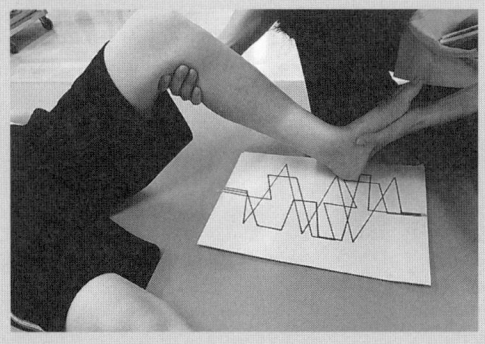

　これは多関節を巻き込む課題である。背臥位は非常に安定した肢位でありこの肢位で股関節や膝などの下肢全体を巻き込んだ運動の大きさや方向を複合的に識別させる。軌道は円軌道や折れ線軌道を用いる。下肢の運動範囲で痛みがある場合には、基本的には痛みのない範囲で実施する。セラピストは患者の下肢を把持し、軌道板上の各種の軌道の上をガイドして動かす。ある特定の円の大きさを記憶させ、「今の円は先ほどの円の大きさと比較してどうでしたか？」と円の大小が識別できるかを問う。この課題を回答するためには、患者はひとつ前もしくは複数の軌道を記憶する必要がある。そして、下肢全体の動きの大きさを認識する必要に迫られる。この訓練を通じて、遊脚期において下肢の運動の違いを理解できるように導く。折れ線の軌道については、直線の動きや斜線の動きなどの特徴を記憶する必要があり、直線方向では主に膝の屈伸運動を、また内外方の動きでは股関節の動きの役割がそれぞれ大きくなる。患者が軌道を識別できないとき、股関節、膝関節のどちらの情報が利用できていないかは、そのような特徴からも判断することができる。

● 座位での課題　☞ 傾斜板を利用した内外旋の課題

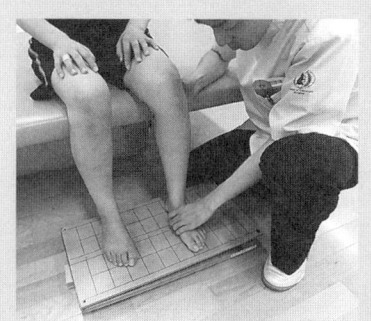

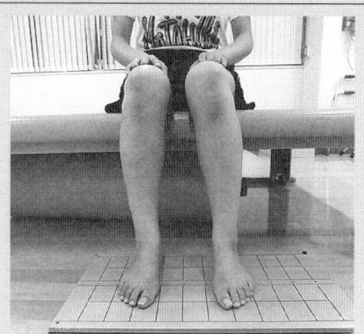

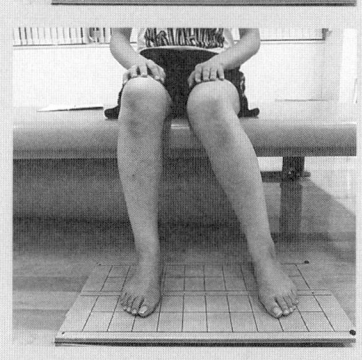

　座位では、患者に対して左右対象な姿勢となるように要求しながら実施する。横向きに置いた傾斜板の上で下肢を他動的にガイドしながら足部の位置を問う。内外旋の識別では膝の運動を制御することが重要である。傾斜版がない場合には、足部の前にいくつかの目印を置き、同様の課題が実施可能である。患者への質問は、純粋な内外旋の大きさを問うことも可能であるが、座位の場合では「○○さんの膝から見て、足は真下にありますか？　それとも外ですか？　内ですか？」と関節同士の空間位置関係を確認させる課題も実施可能である。最終的に立ち上がりや座位保持などの実際の場面で、下肢の位置関係を本人が識別できると同時に適正な位置に保持できるかどうかというところまできちんと確認する。同様に膝関節と足部の位置関係のみならず、股関節と足の位置関係など遠隔関節同士の位置関係を問うことも可能である。

● 立位での課題　☞ 下肢の位置の識別課題

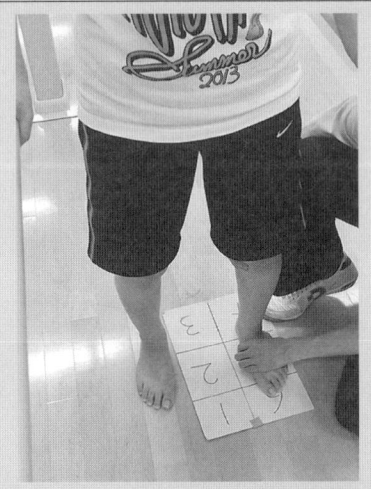

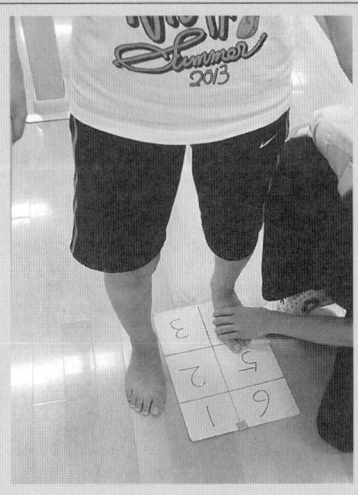

　股関節に対するセグメンタルな課題である。床面に数字を書いた画用紙を股関節中間位で画用紙の中央になるように置く。そしてセラピストは患者に対し対側下肢で体重を指示するように要求する。その後、まず数字の位置を患者に記憶させるように順番に下肢をガイドしながら教える。患者が数字の位置を記憶できたら、下肢を任意の場所に移動させどの位置にあるかを問う。ただ注意しなければならないのは、このとき患者への問いとしては「○番に足がありますか？」という問いの他に、「○番にあるときは、○○さんの股関節から見て足はどっちの方にありますか？」と位置関係を意識させる質問や「足をこの位置からこの位置まで移動させるときに最も活躍する関節はどれですか？」と足の移動に最も必要な関節が股関節であることに気づきを促すような質問を中心に展開する。あくまでも股関節への課題であるが、患者は運動の結果としての足の位置の移動にやはり注意が向きやすいために質問の内容には工夫が必要である。つまりここで重要なのは、股関節が足の運動方向を決め、足を運ぶという機能があることを患者に教えるということである。

☞軌道板課題

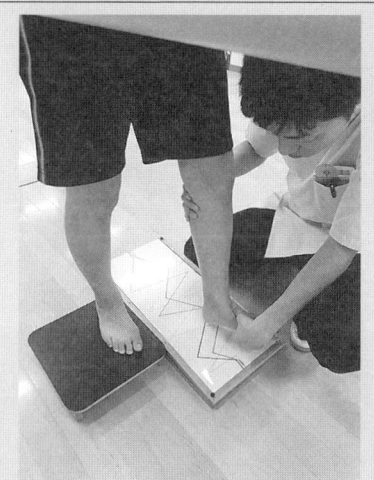

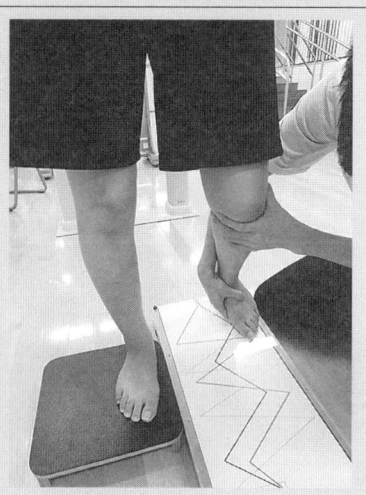

　立位での股関節に対する課題で、先に書いた課題からより歩行に近い動きを用いた課題である。この課題は股関節を中心としたセグメンタルな課題も設定でき、膝も巻き込んだグローバルな課題も設定できる。難易度としてはセグメンタルな課題が低くなり、立位での初期の課題としても有用である。患者を立位とし、平行棒などを把持させながら左右対象な肢位をとらせる。写真のような軌道板の課題に入る前には、単純な運動方向すなわち正面方向、もしくはやや外側方向、やや内側方向に下肢をガイドし、運動方向が認識できるかどうかを問う。このような課題が可能な場合には、曲線軌道や折れ線軌道を利用する。歩行という行為の中では、股関節中間位より伸展位では主に前足部を、中間位より屈曲方向では足部下方～踵部が床面に接近するため軌道を描く際に使用する部位を目標とする歩行周期に合わせて変更する。これらのときには患者は常に正面を向いたまま両側の上前腸骨棘と肩峰で作る四角形を崩さないように、体幹にも注意を払わせる。

〈膝関節に対する訓練課題〉
● 背臥位での課題　☞ 屈曲伸展の課題

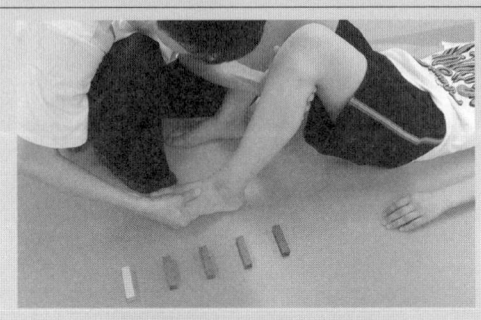

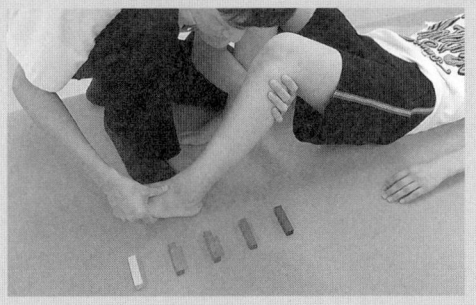

　この課題の作業ユニットは股関節、膝関節で、空間性を問う課題である。この課題の目的は膝関節、股関節からの運動覚情報の収集と処理、踵部面の触圧覚情報の収集と処理、および骨盤と膝の位置関係や、対側下肢との位置関係の収集と処理である。患者の注意を足部の移動に向ければ、骨盤の足部の位置関係を問うことになるし、膝の運動覚に注意を向ければ膝関節の運動覚・位置覚を中心とした課題となる。ガイドの際の介助量は痛みや股関節内外旋の制御の正確さによって調整するが、完全な他動でのガイドの場合は股関節中間位となるように注意する。この状態で3〜5カ所の目印の位置を識別するように要求する。第1段階として他動的な位置の識別を行った後、徐々に自動運動とし任意の目印の箇所に移動できるように記憶を用いながら実施させる。
　また対側下肢との位置関係として、「今、○○さんの踵は反対側の足のどの位置にありますか？」という問いを立てる。実際の歩行場面ではリアルタイムに両側の足の位置関係が交互に変わりながら移動する。この場合に、対側に対する下肢の位置関係、体幹に対する位置関係が処理できることは空間の中での下肢の処理能力に大きく影響する。

●座位での課題　☞傾斜板を利用した屈曲伸展の課題

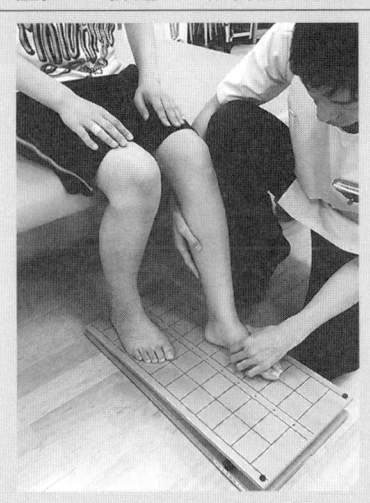

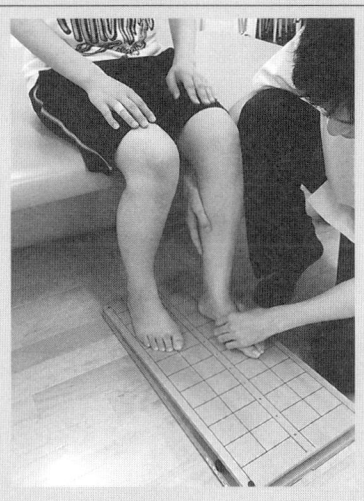

　作業ユニットは膝関節で、セグメンタルな課題である。この課題は先の課題と異なり、傾斜板に足底を接地させて行う。この課題の目的は、膝関節からの運動覚情報の収集と処理、足部と膝の位置関係の処理、および足底の移動に伴う足底の圧情報の変化の認識など多関節の組織化である。患者にはまず第1段階として、下肢を他動的にガイドし前後の位置関係を問う。位置関係は、同側肢の位置のみならず、対側肢との位置関係などを問うことができる。たとえば、患側下肢をまず痛みのない範囲で任意の場所に移動させ、その後、健側下肢を同じ場所に移動して、同じ場所にあるかどうかを問うたり、もしくは患側を最初に動かした後に「こんどはこちらを動かしますので、反対の足と同じ場所になったら合図を下さい」と患者自身にもしっかりと探索してもらうように誘導する。

　また、この課題においては、膝の屈曲伸展に伴い足部が移動するわけであるが、そのときの圧の変化について関係性を問う。すなわち、足部が前方に移動すれば後足部に重心が移動するであろうし、足部が後方に移動すれば前足部が接地してくる。このように膝の屈伸に伴う足の移動について理解を促すことにより、圧変化と関節位置覚の変化など同種感覚情報の処理の訓練が可能である。

☞空間での伸展量の課題

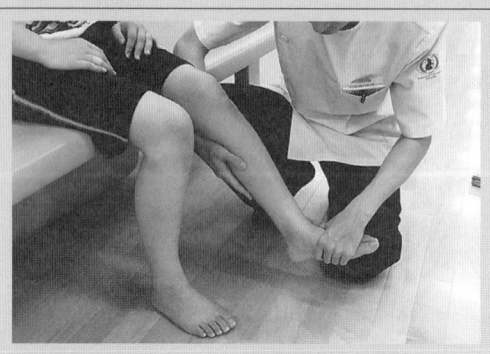

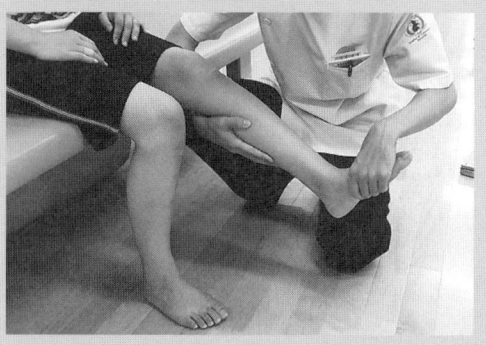

　作業ユニットは膝関節で、セグメンタルな課題である。この課題の目標は足底を接地しない状態での下肢の空間位置の認識と膝関節運動覚の関係性の構築である。セラピストは下肢を軽くガイドし任意の場所に移動させる。患者には足の存在する場所をイメージさせ開眼後に照合させる。この課題では、他動運動のみならず自動運動で下肢の運動量を識別できるレベルまで実施する。

　自動運動がしっかりと可能になったときには、セラピストのガイドを止め、壁などに目印を付け、任意の場所まで膝が伸展できるかどうかを識別する課題へと難易度を上げる。

☞随意的な運動によるスポンジの硬度識別課題

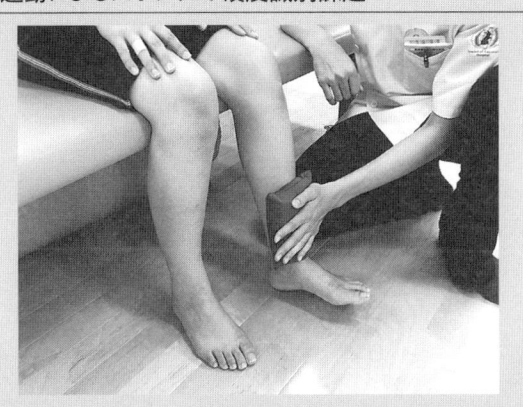

　作業ユニットは膝関節で、セグメンタルな課題である。この課題の目的は、大腿四頭筋の筋収縮による下肢伸展の認識と処理である。セラピストは患者の下腿遠位部にそっとスポンジを当てる。患者には、スポンジの硬さを探るように必要最低限の力を出力するように要求しスポンジを押させる。この状態で、3種類程度のスポンジの硬度を判定できるように訓練を進める。

　膝関節疾患や下肢の整形外科疾患などの患者の場合、筋力トレーニングとして患者自身の最大筋力を要求されるような筋力トレーニングを実施していることが多く、筋出力の様式も「All or Nothing」すなわち、全か無、1か0というように思い切り出力することばかりを学習している。この課題では、筋出力は外部環境に応じて任意に出力が細分化されることを教え、筋出力の変化を認識しながらコントロールできることを目指す。

● 立位での課題　☞歩行における運動の切り替えの課題

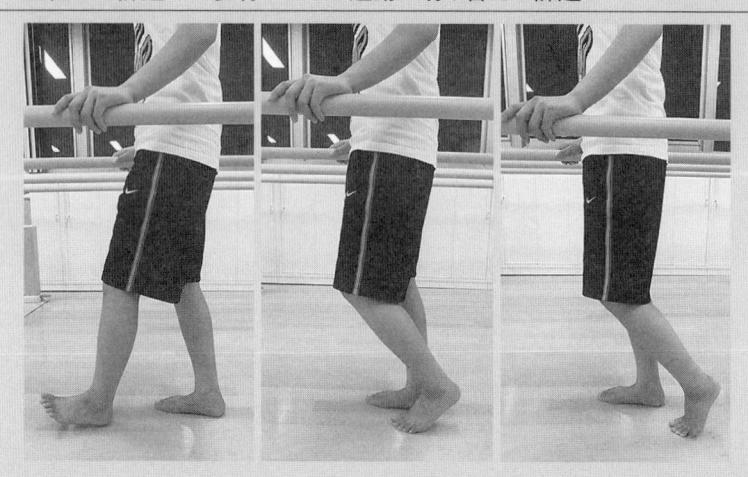

　作業ユニットは下肢全体で、グローバルな課題となる。目的は、下肢関節の関節覚の情報収集と処理、および下肢関節の位置関係の収集と処理であり、歩行（遊脚期）における下肢の動きを学習することにある。写真ではわかりやすくするためセラピストは写っていないが、下肢の遊脚期の歩行パターンに合わせて他動的に介助する。課題としては、3～5箇所の目印を作って下肢の位置を問うことも可能であるし、ある特定の肢位での下肢の位置関係を患者にイメージさせ、鏡で照合させる課題も実施可能である。また、整形外科術後や痛みの患者については、下肢を前方に運ぶという流れにおいて、膝の屈曲と伸展の動きのタイミングがずれていることがあるため、正常方向を観察させたりしながら、患肢の運動パターンについて患者自身が理解できるように誘導する。この課題においても対側肢との位置関係についても課題として実施できる。セラピストは標準的な歩行パターンを熟知しているべきで、ガイドパターンが標準的なパターンから大きく逸脱しないように注意する。

足関節・足部に対する訓練課題
● 座位での課題　☞縦軸不安定板での内外反

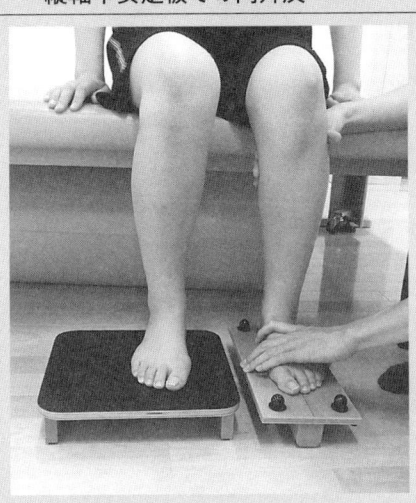

　作業ユニットは足関節で、セグメンタルな課題である。目的は、足関節の運動の細分化、足関節からの運動覚情報の収集と処理、足底面の触圧覚の情報収集と処理である。肢位は端座位で行い、左右に動揺する不安定版の上に載せる。対側肢に比較して、やや前方で課題を実施する際は、接床期に近い環境下での課題となり、対側肢より後方に引いた状態であれば、踏切期に近い状態での課題となる。セラピストは道具に主に触れながら足関節の内外反をガイドする。問いとしては、不安定板が水平になっているかどうか、および3段階程度に左右に傾きの強さを変えながらその角度を認識できるかどうかを問う。このとき、ただ単純に内外反の角度を問えば空間課題となるが、実際問題として歩行の中では足底が接触しており内外反に伴う足底圧の動きも重要な歩行の情報源となりうるため、足底での圧の変化についてもしっかりと問い、変化が捉えられるように導く。

横軸不安定板を使った底背屈

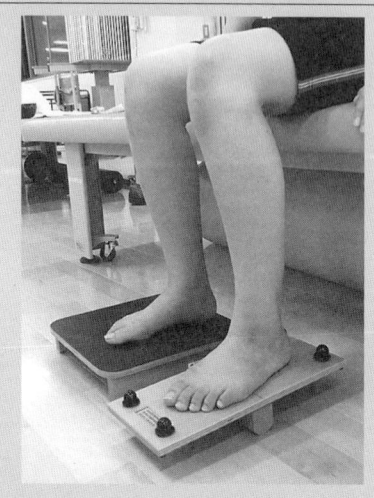

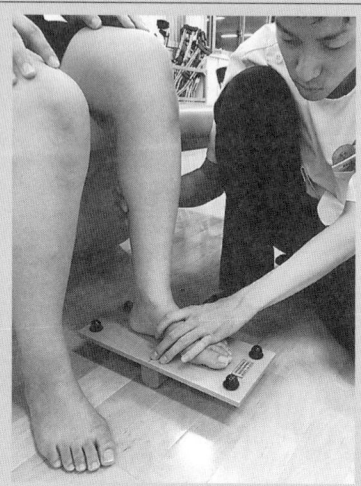

　作業ユニットは足関節で、セグメンタルな課題となる。目的は足関節底背屈の運動覚の細分化と制御および足底面の触圧覚情報の収集と処理である。端座位で実施し、不安定板の上に下肢を乗せる、セラピストは道具を中心に支え、患者の下肢が底背屈するようにゆっくりとガイドする。このとき、課題として底背屈の角度やそれに伴う足底の圧の変化を問い課題とする。

☞ ボーゲンを使った背屈

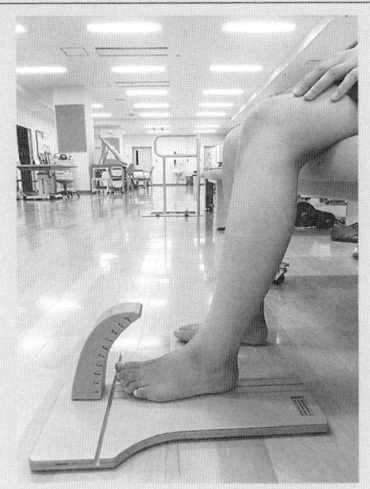

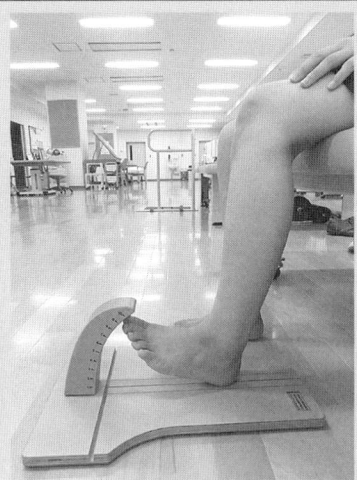

　作業ユニットは足関節で、セグメンタルな課題である。目的は接床期における足関節からの運動覚情報の処理と、踵接地から足底前面接地までの緩やかな運動の制御である。端座位で実施しセラピストは患者の前足部を把持しながら前足部を情報にガイドする。このとき踵は床に触れておく。課題としての問いは、前足部が挙上している高さやそのときの足関節の背屈角度を中心に問う。また、前足部の挙上に伴う踵の接触面の変化が認識できるように学習を進める。その後、第1段階として他動的に位置の認識ができるようになれば自動的にも動きを始め、任意の角度に患者が自由に足関節を制御できるように訓練する。

☞不安定板を使った重量覚

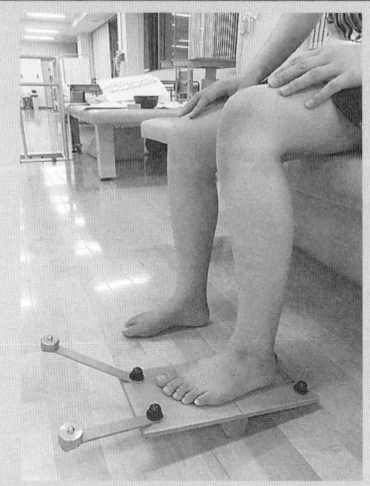

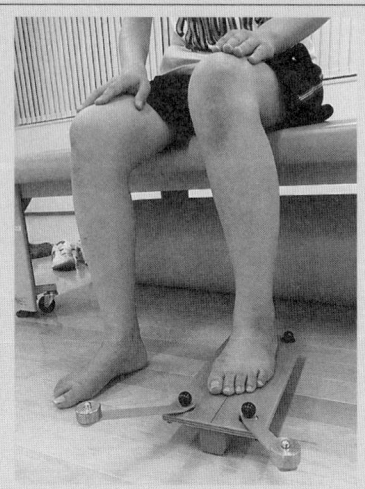

　作業ユニットは足関節で、セグメンタルな課題である。この課題の目的は足関節における足底圧の収集と処理と、自動運動による自己の筋収縮の認識と制御である。縦軸、横軸の不安定版におもりを付け患者に左右の重さの違いを回答させる。このような器具がない場合は、不安定板の端をセラピストが指で押しながら押された力の違いを判別させる。実際の歩行の中では足関節を使いながら床の硬さや動きを判別することが必要になるが、その際に足底からの反力、また自己の運動の強さによる対象物の動きの変化との相互関係を認識する必要があり、そのための訓練課題である。

☞ 足関節の運動と足底の圧情報の組織化の課題

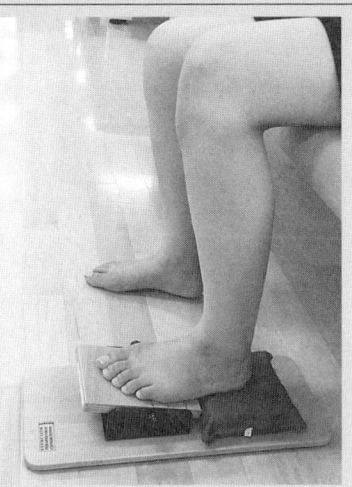

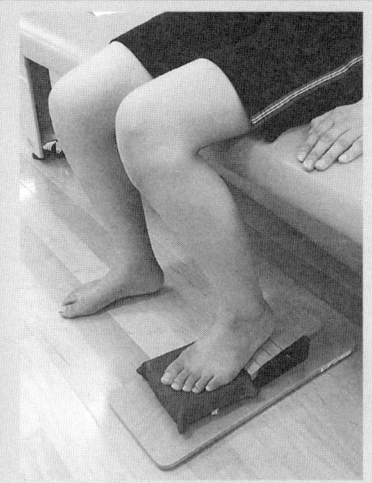

　作業ユニットは足関節と、足底も一部利用したセグメンタルな課題である。目的は足関節の運動覚の収集と処理、および足関節の制御や足底からの圧情報の収集である。患者は端座位とし、道具は訓練する歩行周期に合わせて前後させる。

　セラピストはシーソーの上に載せた足もしくは道具を把持して動きをガイドする。患者には足関節の動きに注意させるとともに、足関節の動きに伴う足底に置いたスポンジの圧情報の変化にも注意を向けさせる。

● **立位での課題** ☞ **踵離期における踵と床の距離の課題**

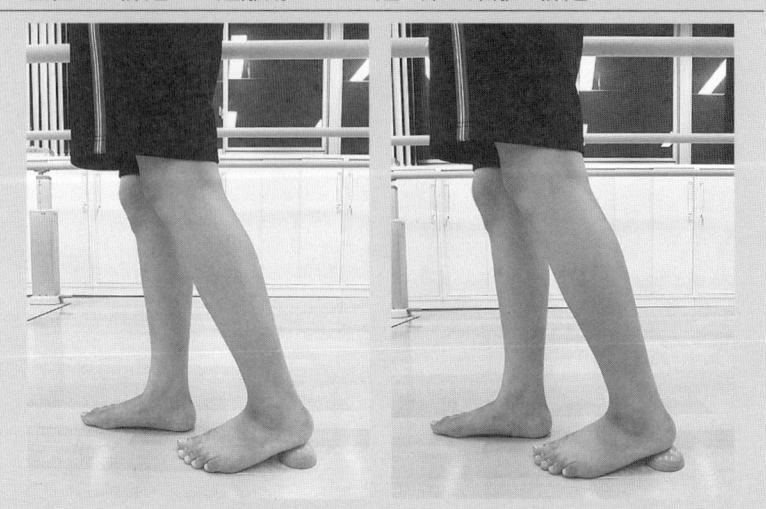

　作業ユニットは足関節と足底で、セグメンタルな課題である。目的は、踏切期における踵と床との距離関係の認識と処理、また接床期での前足部と床との距離の認識と処理である。患者は立位で、平行棒などの安定した支持物を持つ。患側を半歩後ろに引いた状態でセラピストは膝を軽度屈曲させながら前足部を付けたまま踵を持ち上げてMTP関節を伸展させ、半球系のウッドや板を挟む。そのまま膝を伸展するように踵を下げ、どの程度の高さの物が導入されたかを3～5段階で識別させる。痛みなどに応じてMTP関節の伸展量は調整する。このとき、踵の高さのみならずMTP関節の伸展に伴う重心の移動（後部から前部へ）を患者が識別できるように導く。

☞ 踵接地期における前足部の高さの課題

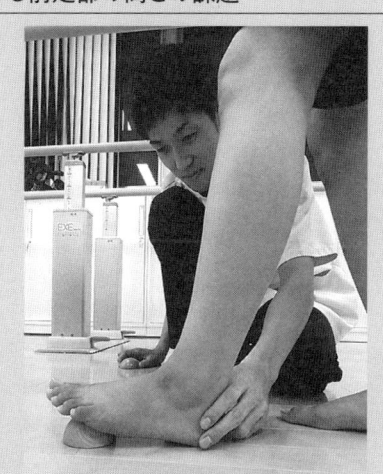

　作業ユニットは足関節で、セグメンタルな課題である。目的は接床期において足関節運動覚を用いた床と前足部の位置関係の認識と処理である。接床期と同様の肢位とし、セラピストは他動的に患者の前足部を持ち上げ、複数の大きさの半球ウッドや板を挿入する。ゆっくりと前足部を下ろしながら物体に接触させ、物体の高さを問いながら床との距離を認識させる。またこのとき、踵の接地部位の変化と前足部の位置についても問いを立てながら注意を促す。

荷重位での内外反の課題

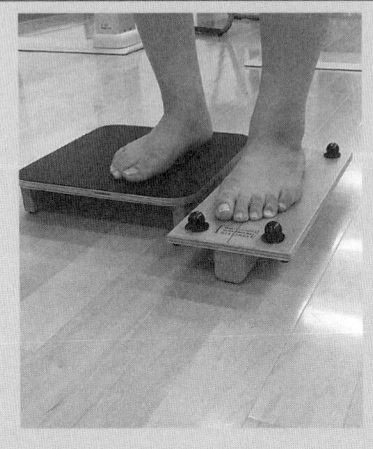

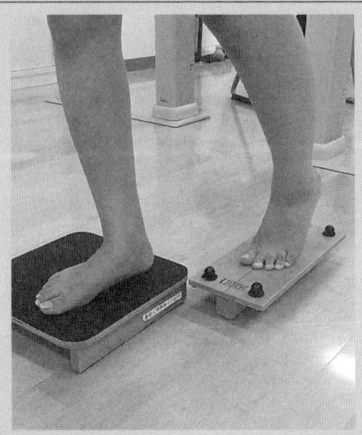

　作業ユニットは足関節と前足部、および下肢であり、グローバルな課題である。座位での縦軸不安定板の課題を立位で実施したものである。端座位で実施するより荷重位となる分、その制動が難しくなる。目的はより歩行周期に即した肢位において足関節、前足部の運動覚情報の収集と処理ができることと、その動きの細分化、制御である。患者は平行棒などで立位をとり、患側下肢の位置は中間位もしくは半歩引いた位置とし、痛みがなければ踏切期と同等の位置とする。セラピストは不安定板を支え、患者の足が乗った状態でゆっくりと左右に傾けながら患者に傾きを問う。また、この課題はより随意的な制御を要求する第3段階としても活用し、患者には前足部（MTP以遠）を用いて足の下の板を水平に維持するように要求する。患者にとって、股関節伸展位でのコントロールは視覚的にもイメージしにくい場所であり、痛みを伴うことが多いため注意が必要な訓練課題である。しかし、より動的な制御を踏まえリアルタイムに変わる運動覚と位置覚、それに対する運動出力をマッチングさせることにより接床期の安定を図ることができる。

足底に対する訓練課題
●背臥位での課題　☞足底でのスポンジ課題

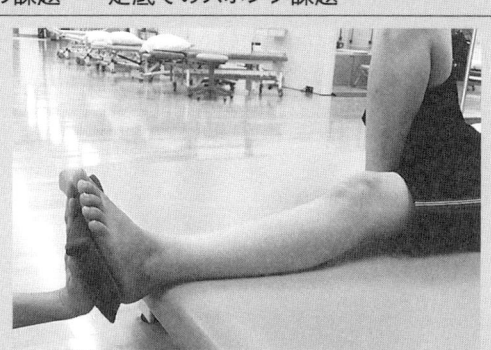

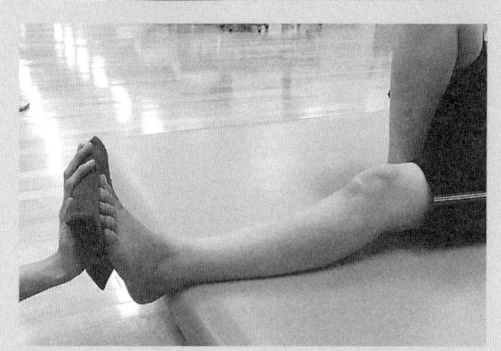

　作業ユニットは足底で、セグメンタルな課題である。本書における三谷さんとの訓練では非常に重要な位置を占めた訓練であった。この訓練の課題は足底からの圧情報処理と足関節の運動覚情報の収集と処理である。この課題については、「患側に触れることができないときの認知課題」で触れたように、痛みがある場合には健側の感覚情報を認識することからスタートする（詳細は前項を参照）。足底に圧を加える場所によって、足底全体での圧情報処理となりうるし、前足部での課題とすれば、圧情報処理に加えて圧に伴う足関節の動きに関する課題にもなる。
　患者は背臥位として、体幹は正中位でリラックスさせる。セラピストは患者に対して、合図を送りながら足底にスポンジを触れさせる。圧の識別は3〜5種類の硬さのスポンジを同定できることを目標とする。

☞ 足底の接触位置の同定課題

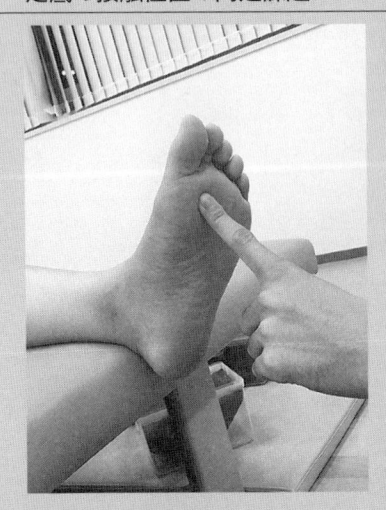

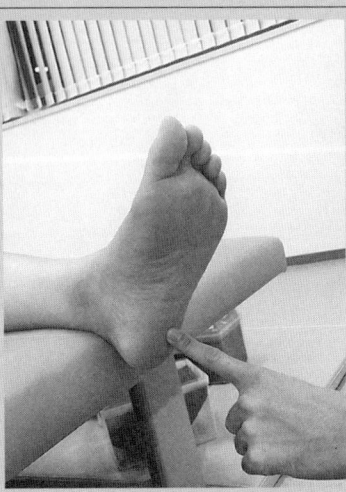

　作業ユニットは足底で、セグメンタルな課題である。この課題の目的は、足底での触圧覚情報の収集と処理および足底の接触部位の細分化である。患者はベッド上背臥位で、足底をベッドから出した位置とする。セラピストは患者の足底の任意の場所に触れながら「場所」を問う。このときセラピストが触れる場所は、圧受容器が多く分布する部位、すなわち歩行時に荷重移動する踵から足底外側部および母趾球について中心的に触れていく。歩行において、足底の荷重が前足部、中足部、後足部およびその左右の6箇所程度には最低限細分化し識別されておく必要がある。また、荷重の移動に際しては、「圧の強さ」も重要なファクターとなりうるため、場所の同定がある程度できるようになれば、圧の強さも識別の対象とする。また接触面積の違いなども痛みの患者には必要な項目となりうるだろう。臨床場面で「もう少し足の前の方に体重をかけましょう」と声をかけている場面によく遭遇するが、もしこのような課題において「足の前の方」がきちんと認識できず、中足部のあたりで「足の前の方」と認識すれば先のようなセラピストの声掛け自体がまったく意味の無いものになりかねない。そういった意味でもこの課題は全患者においてチェックをしておくべき課題であろう。

●座位での課題　☞踵でのスポンジ課題（左）
　　　　　　　　☞足底全体でのスポンジ課題（右）

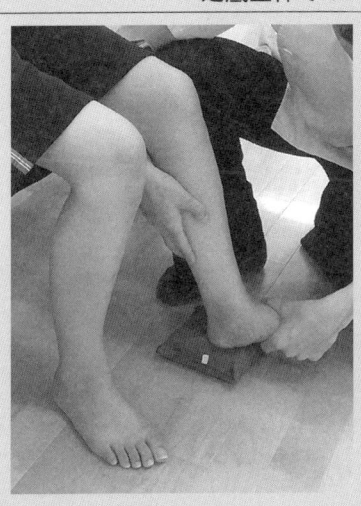

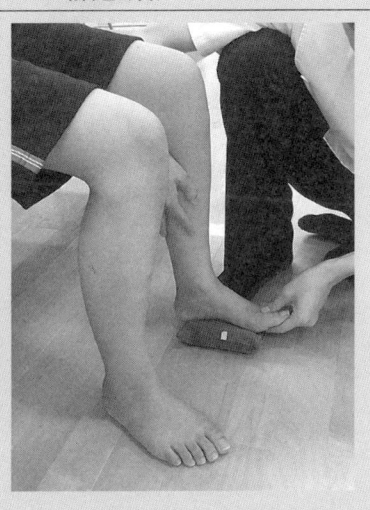

　作業ユニットは足底で、セグメンタルな課題である。目的は足底での触圧覚情報の収集と処理である。この課題は背臥位での課題の延長線上にある。ここでは肢位を端座位とし、体幹の制御を求める。セラピストは下肢全体を持ち上げるように介助し、踵もしくは足底にスポンジを挿入する。上からゆっくりと下ろしながらスポンジに接触させ、スポンジの硬さを回答させる。この課題においては、単純に硬さを識別するだけでなく「なぜ硬さが識別できたか」をしっかりと聴取する。患者によっては、スポンジの硬さ、すなわち圧情報からスポンジの硬度を判定せず、「こっちの方がたくさん沈み込んだから柔らかい」と空間情報で回答している場合もあるからである。特に、足底の痛みや感覚障害がある患者では、その傾向が著明に出現するため注意が必要である。この課題についても、先のスポンジ課題と同様に対側肢でまず、正確な体性感覚情報をしっかりと収集した後にその記憶情報をガイドとして触れさせると、回答の精度が高まることがある。

　スポンジを触れさせる場所については、接床期の改善を狙うのであれば踵部で、支持期の改善を狙うのであれば足底全体で、また踏切期の改善を狙うのであれば前足部で実施することが望ましい。

☞ 前足部と後足部での識別課題

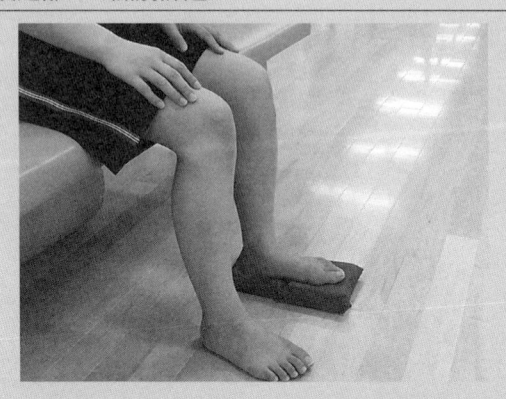

　作業ユニットは足底全体であり、セグメンタルな課題である。先のスポンジ課題の難易度を少し上げた課題となる。目的は、足底での触圧覚情報の多様性の獲得と随意的な床情報の探索能力の獲得となる。スポンジは前足部と後足部、または足部の内側、外側で違う硬度のものを挿入し2つの硬さの違いを回答させる。重心移動の際にはリアルタイムに変化する圧の移動、変化を認識する必要があるため、他動的な圧情報の認識が可能になれば随意的に硬さを探索させ識別させる課題を実施する。足底は一塊ではなく、歩行時に柔軟に圧情報を収集できる場所であることをしっかりと学習させる。

☞ 表面性状・摩擦の識別課題

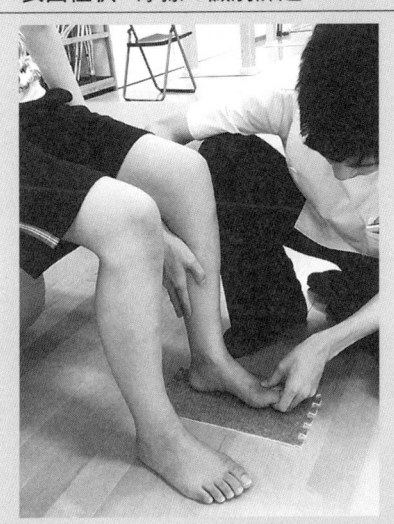

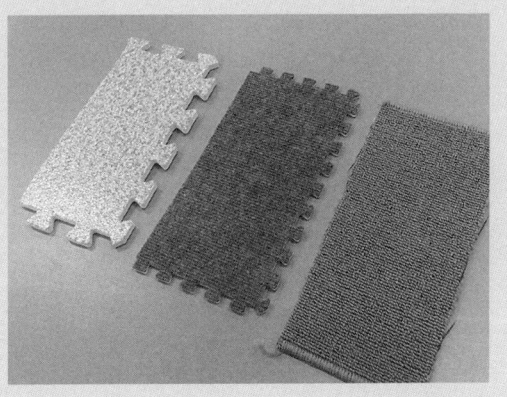

　作業ユニットは足底で、セグメンタルな課題である。患者は端座位とし、写真のようなさまざまな性状の絨毯などの上に足を載せる。セラピストは下肢の痛みに注意しながら患者が摩擦を感じ取れるように他動的にガイドする。患者には表面性状の違いについて問いながら、複数の表面性状が認識できるように訓練を進める。

☞ 足底の接触位置の同定課題

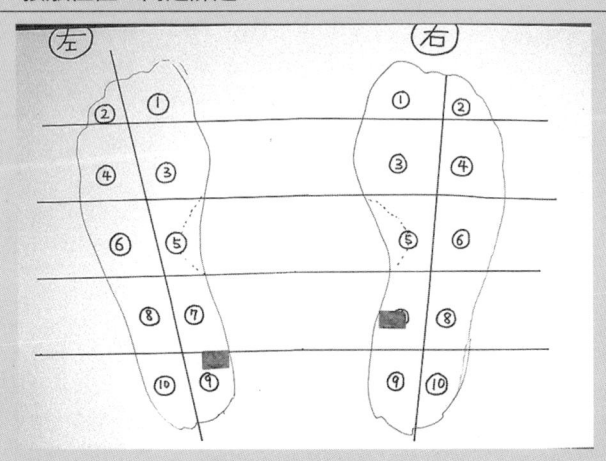

　作業ユニットは足底で、セグメンタルな課題である。先の背臥位での接触部位の同定課題を端座位で行うものである。患者の足部の大きさに合わせて画用紙に型をとり、6分割から8分割程度に区分する。そこに番号を振ったうえで、小さな板（写真は消しゴムを薄く切ったもの）を配置する。セラピストは患者の足をガイドし画用紙の型の上に載せる。患者は足底のどの位置に物体があるかを足底の感覚情報から回答する。この課題は左右単独で実施することから開始し、左右の位置の同定や違いについても回答できるように訓練を進めていく。特にここでも、前足部、後足部、内側、外側などといった大きな位置関係を間違わないように患者の学習を進めていく必要がある。

☞ 踵と床の距離の同定課題

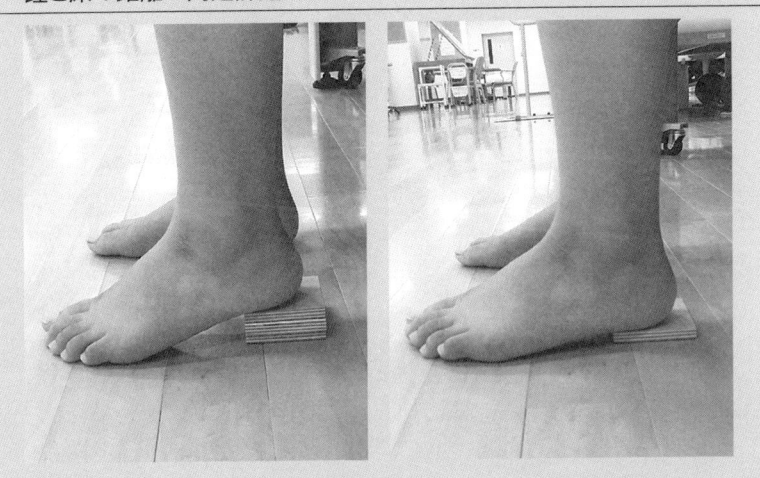

　作業ユニットは足部と足関節で、セグメンタルな課題である。この課題の目的は足関節およびMTP関節の運動覚情報の収集と処理と前足部での圧の移動の組織化である。

　患者は端座位とし、セラピストは患者の前足部を床に触れさせたままでゆっくりと踵を上方に持ち上げる。その後、複数枚の板を重ねたものを踵に挿入し、その上に患者の踵をゆっくり下ろす。その後、患者に踵の高さを問う。踵の高さについては、2～3段階の識別ができるように学習を進める。同時に、他の訓練と同様に踵の高さの変化に応じてMPT関節以遠にかかる荷重量は変化するため、足関節の動きと足底の重心の移動が関連づけられるように患者の気づきを促す。

☞つま先と床の距離の同定課題

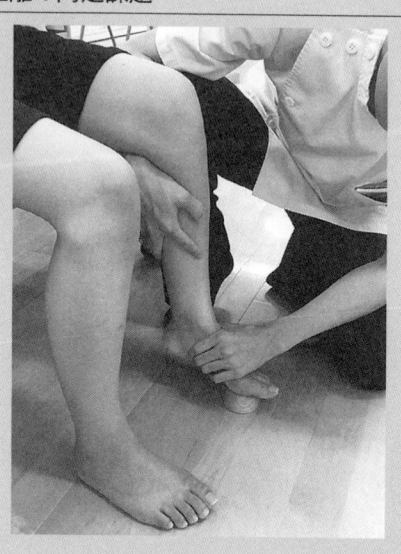

　作業ユニットは足関節と足趾の関節で、グローバルな課題である。目的は足関節の運動の細分化の制御、足関節からの運動覚情報の収集と処理、足趾底面の触覚情報の収集と処理である。患者は端座位とし、体幹が崩れないように注意する。セラピストは膝と足部を持ち、真上に誘導して半球ウッド、もしくは板を挿入する。その上に足趾底面が接触するようにガイドし、患者にウッドの高さ、大きさを識別させる。またこのとき、注意の方向を変え、床からの距離についても問い患者が正確に足趾底面と床との距離が認識できるように導く。

● 立位での課題　☞ 自然落下時の踵でのスポンジ課題

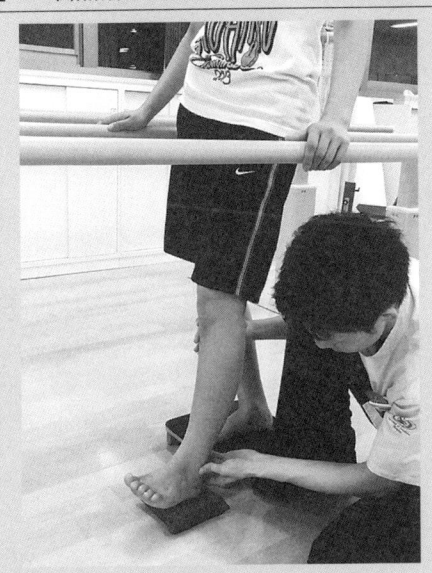

　接床期の初期に対する訓練である。ヒトの歩行において接床期の最大の役割は身体に対して強い衝撃を与えることなく、踵を床に接触させる機能である。患者は立位とし、平行棒などの安定した支持物を把持させる。健側下肢は台の上に載せ自重を支える。セラピストは患者の前方（歩幅1歩分）にスポンジを配置し（滑り止めなどで固定することが望ましい）、ゆっくりと患側下肢を前方にガイドしそのまま体幹の前方移動とともに踵をスポンジの上に自然落下させる。このときに患者は踵に注意を払いながらスポンジの硬さを識別する。接床期は膝屈曲が5°程度あり、標準的な歩行パターンに合わせてセラピストが介助できるように注意する。

☞踵とつま先の位置関係の課題：内外旋方向

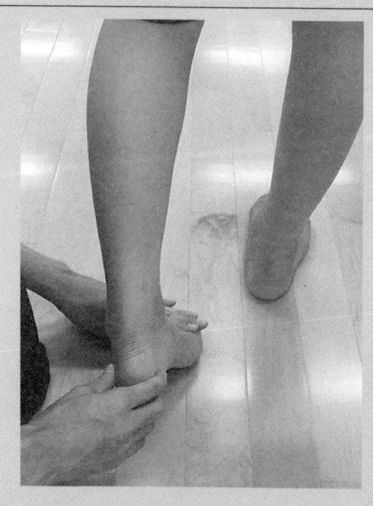

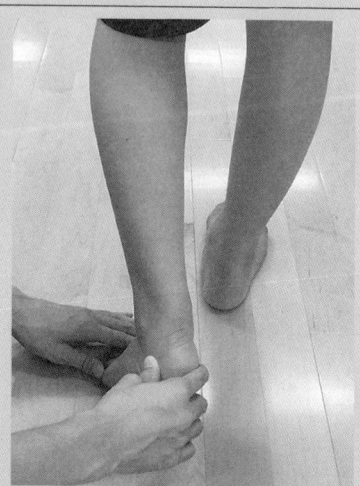

　作業ユニットは足関節および股関節でのグローバルな課題である。この課題は、踏切期の際の足部の運動の細分化と股関節と足部の動きの関連性を認識する課題である。通常踏切期においては、足部はほぼ見えない位置にあり、体性感覚情報を用いてコントロールしている。踏切期には荷重が母趾と示趾の中間を前方に抜けていくが、このとき股関節の内外旋のコントロールの程度によってはウィップを生じる。

　患者は立位とし、患側下肢を半歩後ろにガイドする。この肢位において、セラピストは踵を前足部に対して中間、内側、外側にガイドし患者に識別するように要求する。併せて、そのときの股関節の内外旋の程度や、この位置で踏み切った場合にどちらに足が進むかという予想を患者に立てさせ、踏切期の足部の位置が遊脚期に向かって大きな影響を及ぼすことを学習させる。

■ 全体像として歩行を学習する課題

それぞれの関節や、歩行周期における機能単位への訓練方略について紹介したが、実際には歩行は連続的な行為であり、時間軸の変化に伴って各種の情報が変化することを患者に教える必要がある。つまり、ただ単に環境を身体によって識別するだけでは不十分であり、個々の機能単位の繋がりについて少しずつ教えていくことで機能回復に繋がる。このような連続性のある行為について患者に教えるための課題を紹介する。

■ 連続写真課題

図42は歩行を連続写真として撮影したものである。この写真を使いながら下記のような訓練課題を行うことにより、歩行自体についての患者自身の理解を含めるとともに視覚イメージと筋感覚イメージの獲得を目指す。

①写真の並べ替え

並べる写真の数や採用するポイントの数で難易度を調整する。連続写真を並べ替えるためには、患者は実際の歩行場面を想起しながらある特定の瞬間と次の瞬間を照合しなければならない。もし患者がうまく回答できなければ、股関節や膝といった各関節の動きに着目させたり、実際の歩行をセラピストが提示するなどのヒントを提示しながら実施する。

②写真の挿入位置の同定

任意の写真をセラピストが抽出し、連続写真のどこに挿入されていたものかを回答させる。この課題においても、患者は提示された写真の前後におい

図42

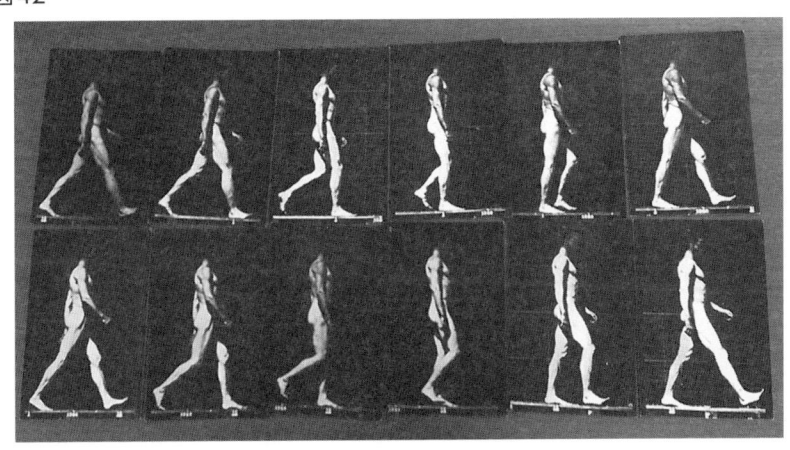

て各関節の動きに注意を向けながら比較照合することが求められるため、連続した関節の動きを学習することができる。

③**指定した肢位での筋感覚イメージの想起**

　連続周期の中のある特定の瞬間の写真を抽出し、患者に「この瞬間、この写真に移っている人はどのような感覚であるか想像してください」と提示し運動イメージを想起させる。この作業をさまざまな相で実施することにより、患者によってはある特定の相のみイメージができなかったり、痛みを想起することがある。このようなときには、その相における感覚運動情報が認識できるかどうか課題に立ち返りチェックする。このように連続写真は訓練としても、また歩行周期において患者が異常を感じるかを検討する評価ツールとしても用いることができる。

運動観察による運動イメージ課題

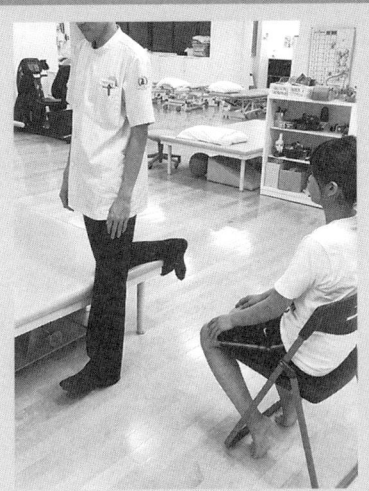

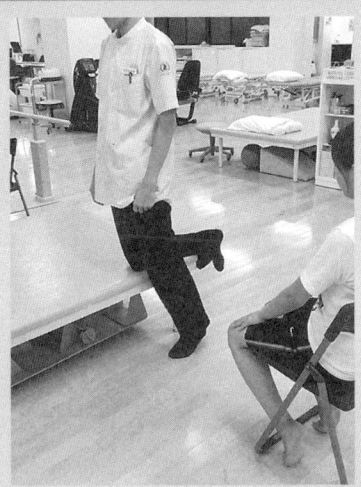

　運動観察はミラーニューロンシステムを介し、あたかも自身が運動しているかのように運動イメージを想起することができる可能性がある行為である。前項の連続写真課題でも該当の位置での筋感覚イメージの想起の課題を提示したが、実際に患者の前で歩行したり、歩行のある特定の周期の肢位をとり、「今、私が左足で感じている感覚を想像してみてください」とイメージを喚起する課題も有効ではないかと考える。この訓練課題自体は効果や役割について筆者もまだ十分に検証できていないため、今後の運動観察に関する研究論文なども参考にしながらさらに検討を深める必要がある。

以上、この「第2部 学術」では、痛みの基本事項の確認と痛みが脳内における情報の不一致であるという観点から実践するアプローチについて述べてきた。冒頭から何度も繰り返すように、痛みは多彩な病態を呈するとともにその要因もさまざまである。まだ十分に明らかになっていないことも多い現状で私たちセラピストができることは、痛みの要因分析において固定観念をもたず、目の前で患者が呈する現象をしっかりと観察して訓練の方略を考えることである。エビデンスや根拠を鑑みない臨床であってはならないが、エビデンスや既存の知識だけに囚われる臨床であってもならない。
　ペイン・リハビリテーションを前進させるためには、日本で、そして世界で明らかになりつつある基礎科学と臨床の接点を探しながら真摯に取り組むことが必要である。

文　献

1) 松原貴子，他：ペインリハビリテーション．三輪書店，2011
2) Perfetti C：Dolore e riabilitazione neurocognitiva. Il material di studio l'ETC n.4 dell'anno, 2007
3) 丹治　順，他：アクション(神経心理学コレクション)．医学書院，2011
4) 戸田正直：からだ：認識の原点(コレクション認知科学7)．東京大学出版社，2008
5) フランシスコ・J・ヴァレラ，他(菅啓次郎，訳)：知恵の樹．筑摩書房，1997
6) Ingvar DH et al：Distribution of cerebral blood flow in the dominant hemisphere during motor ideation and motor performance. Ann Neurol 2: 230-237, 1977
7) Hanakawa T et al：Functional properties of brain areas associated with motor execution and imagery. J Neurophysiol 89: 989-1002, 2003
8) Stinear CM et al：Kinesthetic, but not visual, motor imagery modulates corticomotor excitability. Exper Bran Res 168: 157-164, 2006
9) Jeannerod M：The representing brain: neural correlates of motor intention and imagery. Behav Brain Sci 17: 187-245, 1994
10) Jeannerod M et al：Mental motor imergery: a new window into the representational stage of action. Curr Opin Nrurobiol 5: 727-732, 1995
11) Decety J：The neurophysiological basis of motor imagery. Behav Brain Res 77: 45-52,1996
12) Decety J et al：The cerebellum participates in mental actibity ; tomographic measurements of regional cerebral blood flow. Brain Res 535: 313-317, 1990
13) フランカ・パンテ(池田美納，訳，宮本省三，編)：認知運動療法講義，協同医書出版社，pp141-172
14) 楠見　孝：感情経験の言語化を支える生得的基盤と社会文化的基盤．日本心理学会第62回大会発表論文集，1998

15) 楠見　孝：感情概念と認知モデルの構造．土田昭司（編）：感情と行動・認知・整理　感情の社会心理学（対人行動学研究シリーズ）．誠信書房
16) 佐藤剛介，他：脊髄損傷者の身体イメージの変化に関する質的研究―胸髄損傷一例によるM-GTAを用いた検討．理学療法科学25：505-512，2010
17) Perfetti C（小池美納，訳，宮本省三，他監）：身体と精神―ロマンティック・サイエンスとしての認知神経リハビリテーション．協同医書出版社，2012，pp34-52
18) Lakoff G, 他（計見一雄，訳）：肉中の哲学―肉体を具現化したマインドが西洋の思考に挑戦する．哲学書房，2004
19) Varela FJ 他（田中靖夫，訳）：身体化された心―仏教思想からのエナクティブアプローチ．工作社，2001
20) Charon R（斎藤清二，他訳）：ナラティブ・メディスン―物語能力が医療を代える．医学書院，2011
21) Lakoff G 他（渡部昇一，他訳）：レトリックと人生．大修館書店，1986
22) Lakoff G（池上嘉彦，他訳）：認識意味論―言語から見た人間の心．紀伊國屋書店，1993
23) Perfetti C, 他（小池美納，訳）：認知運動療法―運動機能再教育の新しいパラダイム．協同医書出版社，1998
24) 岩村吉晃：タッチ．（神経心理学コレクション）．医学書院，2001
25) Honore J：Influence of eye orientation on pain as a functional of anxiety. *Pain* 63: 213-218, 1995
26) Keogh E *et al*：Investigating the effects of anxiety sensitivity and coping on the perception of cold pressor pain in healthy women. *Eur J Pain* 5: 11-22, 2001
27) 大植賢治，他：運動の認識における身体内部および外部への能動的注意が脳活動に及ぼす影響―機能的近赤外線分光装置（fNIRS）による検討．理学療法科学25：109-114，2010
28) 山鳥　重：神経心理学入門．医学書院，1985
29) Kinsbourne M（河内十郎，監訳）：注意の神経心理学．神経心理学―その歴史と臨床の症状．産業図書，1997
30) Sohlberg MM *et al*：Theory and remediation of attension disorders. Introduction to Cognitive Rehabilitation. The Guilford Press, 1989, pp110-135
31) 加藤元一郎：注意の概念―その機能と構造．PTジャーナル37：1023-1028，2003
32) William TO（佐久間徹，訳）：スキナーの心理学―応用行動分析学（ABA）の誕生．二瓶社，2005
33) John OC, 他（中野良顕，訳）：応用行動分析学．明石書店，2013/10/22
34) 柴田政彦，他：CRPSの病態と治療．医学のあゆみ223：742-746，2007
35) ラウラ・ベッレーシ，他（小池美納，訳）：身体と痛みのはざまで―重すぎる毛布．現代思想38：138-156，2010
36) 楠見　孝，他：痛みの比喩表現の身体感覚と認知の構造．心理学研究80：246-475，2010
37) 宮本省三，他：「脳の中の身体」の痛みを治療する．現代思想38：157-173，2010

38) Decety J et al：The timing of mentally represented actions. *Behav Brain Res* 34: 35-42, 1989
39) Decety J et al：Effect of brain and cord injuries on motor imagery. *Eur Arch Phychiatry Clin Neurosci* 240: 39-43, 1990
40) Malouin F et al：Reliability of mental chronometry for assessing motor imagery ability after stroke. *Arch Phys Med Rehabil* 89: 311-319, 2008
41) 西田　保，他：運動イメージの統御可能性テスト作成の試み．体育學研究31：13-22，1986
42) Malouin F et al：The kinesthetic and visual imagery questionnaire for assessing motor imagery ability after stroke: a reliability and internal consistency study. *J Neurol Phys Ther* 31：20-29,2007
43) Moseley GL et al：Thinking about movement hurts: the effect of motor imagery on pain and swelling in people with chronic arm pain. *Arthritis Rheum* 15: 623-631,2008
44) 松平　浩，他：日本語版Tampa scale for kinesiophobia（TSK-J）の開発：言語的妥当性を担保した本薬版の作成，臨床整形外科48：13-19，2013
45) Moseley GL et al：Psychologically induced cooling of a specific body part caused by the illusory ownership of an artificial counterpart. *Proc Natl Acad Sci USA* 105: 13169-13173,2008
46) 園田義顕：歩行機能の創発―行為を生み出すシステム・アプローチ．認知運動療法研究8：47-67，2008
47) Anokin PK：Biology and neurophysiology of the conditioned reflex and its role in adaptive behavior. Pergamon Press, 1974
48) Luria A（鹿島晴雄，訳）：神経心理学の基礎．創造出版，1999
49) Perfetti C（小池美納，訳）：脳のリハビリテーション．協同医書出版社，2005
50) 宮本省三：リハビリテーションルネサンス．春秋社，2006
51) 河本英夫：オートポイエーシス：第三世代システム．青土社，1995
52) Varela FJ，他（河本英夫，訳）：オートポイエーシス―生命システムとはなにか．国文社，1996
53) カルラ・リゼッロ：歩行という機能システムの分析．認知運動療法研究8：35-45，2008
54) 宮本省三，他：身体における機能システム．日本認知神経リハビリテーション学会アカデミア資料，2013
55) 小川奈々，中里瑠美子：わたしのからだをさがして．協同医書出版社，2007
56) 塚本芳久，他：臨床思考の手続きと治療．協同医書出版社，2005
57) 富永孝紀，他：リハビリテーション臨床のための脳科学―運動麻痺治療のポイント．協同医書出版社，2012
58) Moseley GL et al：The effect of tactile discrimination training is enhanced when patients watch the reflected image of their unaffected limb during training. *Pain* 144: 314-319, 2009
59) Flor H et al：Effect of sensory discrimination training on cortical reorganisation and

phantom limb pain. *Lancet* 357: 1763-1764, 2001
60) Osumi M *et al*：Early Intervention with a Tactile Discrimination Task for Phantom Limb Pain that is Related to Superficial Pain: Two Case Reports. *J Nov Physiother*: S1-003, 2012
61) Sumitani M *et al*：Pathologic pain distorts visuospatial perception. *Neurology* 68: 152-154, 2007
62) Schultz W：Behavioral dopamine signals. *Trends Neurosci* 30: 203-210, 2007
63) Olds J *et al*：Positive reinforcement produced by electrical stimulation of septal area and other regions of rat brain. *J Comp Physiol Psychol* 47: 419-427, 1954
64) 黒田　亘：経験と言語．東京大学出版会，1975
65) Strong J, 他（熊澤孝郎, 監）：痛み学―臨床のためのテキスト．名古屋大学出版会, 2010

第2部「学術」の索引

[ア]
アロディニア　106
痛みの恐怖・回避モデル　97
痛みの再解釈　117
痛みの多面性　96
痛みの定義　89, 92
一次痛　101
運動イメージ　145
　　筋感覚的──　145
　　視覚的──　145
運動主体感　110
Aδ線維　101
NRS　162
NSニューロン　103
炎症メディエーター　99
応用行動分析学　159
オノマトペ　161

[カ]
外側侵害受容系　104
外部観察　153, 155
かかわり行動　128
感覚受容器　98
感覚的言語　161
記憶　158
Kinesthetic and Visual Imagery Questionnaire　162
機能システム　166
機能単位（ユニット）　167
基本的傾聴の連鎖　128
客観的言語　147
キャリブレーション　130
急性痛　96
強化因子　159
クライエント観察技法　129
経験の言語　147
KVIQ　162
言語的コミュニケーション　129
現象学的言語　161
行為　142
高閾値機械受容器　99

広作動域ニューロン　103
合成特性　165
構成要素（コンポーネント）　166
コーチング　129
コーピング・ストラテジー　155

[サ]
CRPS　142
シークエンス　143
C線維　101
システムアプローチ　165
実行器官　146
弱化因子　159
主観的言語　147
情報器官　146
情報の不一致　112
触覚識別課題　115
心因性疼痛　95
侵害受容性疼痛　95
神経因性疼痛　95
神経言語プログラミング　128
身体所有感　110, 115
身体図式　163
身体保持感　163
心的時間測定法　162
創発特性　165

[タ]
WDRニューロン　103
ダブルバインド　126
段階的運動イメージプログラム　178
知覚・運動協応　111
知覚運動情報　167
チャンクアップ　133
チャンクダウン　133
注意　158
中枢性感作　106, 108
痛覚過敏　106
ドーパミン回路　178
特異的侵害受容ニューロン　103
特殊性の法則　98

[ナ]
内側侵害受容系　105
内側前頭前野　116
内部観察　153,156
二次痛　101
二点識別閾値　163
二点識別覚　112
認知　143
認知課題　179
認知過程　143,144
認知神経リハビリテーションの概念　141
認知的言語　161
neglect-like symptoms　110, 160

[ハ]
破局化　97
バックトラッキング　130
非言語的コミュニケーション　129
不活動　109
プロスタグランジン　108
ペイン・マトリックス　105
ペーシング　132
扁桃体　116

報酬系　178
body matrix　115
ポリモーダル受容器　99

[マ]
マイクロカウンセリング　127
マクギル疼痛質問紙表　162
末梢性感作　106
慢性痛　96
慢性疼痛　116
ミラーリング　132
無視様症状　110
メタファー　148,149
メラビアンの法則　126
メンタルローテーション　114

[ラ]
力学器官　146
リフレーミング　134
レクセドの層　102

【寄稿】

CRPSと向き合う

患者を支える
ペインクリニックとリハビリテーションの
コラボレーション

島根大学医学部緩和ケア講座　中谷俊彦

　CRPS (Complex Regional Pain Syndrome、複合性局所痛み症候群・複合性局所疼痛症候群) の治療は難しい。この病気が発症してしまったために、三谷さんは痛みで苦しむだけでなく歩行機能を失った。病棟から車椅子でペインクリニック外来に通ってくれていたことを振り返ると、三谷さんの苦悩に満ちた車椅子の後ろ姿がよみがえる。

　紹介を受けたペインクリニックの診察において、左下肢の痛み・冷感と状況により変化する浮腫症状を三谷さんは訴えられた。触診でも皮膚温の低下が確かであったため、サーモグラフィー検査を行うと、左下肢の皮膚温の低下が明らかに把握できた（図1参照）。ペインクリニック担当医が行う専門性の高い治療戦略として神経ブロック療法がある。神経ブロックは、局所麻酔薬を用いて目的とする知覚神経のみならず交感神経機能をも遮断することにより、その支配下にある末梢血管を拡張させて、痛みに伴う末梢循環障害症状を改善するように作用する。三谷さんのCRPSは痛みとともに、皮膚温を低下させる末梢循環障害を伴っており、症状の悪化に関与していると判断した。神経ブロックにより痛みと末梢循環を改善することは三谷さんの病態治療として十分な意義があると考えて、三谷さんに説明を行い同意をいただいて、当科入院での持続硬膜外ブロック治療を開始した。その効果を表したサーモグラフィー画像を提示する（図1と図2）。

　持続硬膜外ブロックは交感神経遮断による血流改善効果はあったが、患部の鎮痛には三谷さんが記載しているように期待した効果は得られていなかった。交感神経ばかりでなく知覚神経機能も局所麻酔薬で遮断しているのに痛みが残るところに、CRPSの複雑な病態がうかがえる。CRPS発症からそれほど時間が経過していなくて症状が強い時の局所麻酔薬による神経ブロックは、知覚神経・交感神経機能遮断による効果判定に必要なことがあり、三谷

図1　硬膜外ブロック前　　　　図2　硬膜外ブロック後

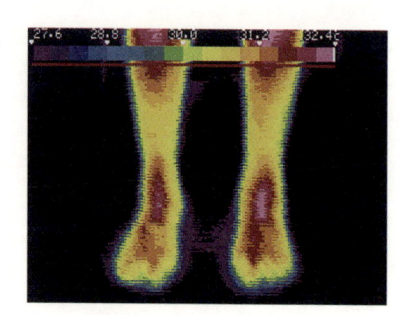

さんの交感神経過緊張状態を神経ブロックにより遮断することは、有効に機能したと私は考えている。もちろん、神経ブロック療法だけがCRPSの治療ではなく、薬物療法も併用している。しかし最も強調したいことはリハビリテーションとの協力がとても重要であることで、歩行機能を失った三谷さんの社会復帰に十分な貢献をしたことは言うまでもない。

　医療の均てん化が問われている現代において、治療ガイドラインは重要である。CRPSについてのガイドラインには、神経ブロックやリハビリテーションについてどのような記載がなされているのであろうか。

　交感神経ブロックがCRPS type1の治療として有効であるのか。1980年から2005年にかけての文献を検証して2010年に公表された海外のガイドラインは[1]、経皮的交感神経ブロックのルーチンな適応は有益では無い、と記載している。ガイドラインではないが、麻酔科領域の専門誌に掲載された論文について記す。これはヨーロッパで精力的にペインクリニックを行っているベルギーとオランダのグループによる最近の前向き研究であるが、CRPS type1の患者における交感神経ブロックの成功率は中等度であり（31％）、交感神経ブロックがCRPS type1の治療として有効かどうかについて答えることはできない、としている[2]。これらのことから、現時点でもCRPS type1の患者すべてに交感神経ブロックをルーチンに適応することは有益でないと考えられる。交感神経ブロックは、症例により十分に検討して適応を判断して行うべきである。

　リハビリテーションについてはどうであろうか。先ほどのガイドラインには、リハビリテーションの集学的治療はCRPS患者に対して有益ではない、との記載があるが、機能的な制限を低減させるために、標準的理学療法と作業療法は勧められる、としている。このガイドラインは2005年までの文献

から作成されているため、その後の文献検証による新たなガイドラインはどのような判断になるのかに注目したい。

　国内の指標はどうだろうか。私が所属するペインクリニック学会の治療指針改定第 4 版では[3]、CRPS 治療として神経ブロックについての項目がある。その中で交感神経ブロックについての章とともに、その他の神経ブロックとして硬膜外ブロックが記されているが、「リハビリテーションとの併用が重要である」ことも記載されている。しかし、「CRPS 患者に対して神経を直接穿刺する可能性のあるブロックを施行する場合には、新たな難治性の痛みの発症が懸念されるので、その適応の判断と実施に際しては細心の注意が必要である」としているため、患者の状況に応じて神経ブロックの適応を判断して、十分な説明による同意の下で、適切に行うことが必須となる。また、この治療指針は理学療法の項目にある運動療法について「CRPS においては、協調運動障害など中枢神経系の機能異常も指摘されており、筋力そのものの強化よりはむしろ運動の再獲得を目標としたリハビリテーション計画が重要である」として、先ほどの記載と同様にリハビリテーションの重要性に言及している。今回も熱心なリハビリテーションにより、歩行を障害している中枢神経機能異常が、もつれた糸を丁寧にきれいにほどいていく職人技をみるように解消されていき、三谷さんは普通の歩行だけでなく走る力も取り戻した。

　ありふれた疾患である捻挫などでも、それを契機に発症してしまう恐れがある CRPS は、患者さん・ご家族の「普通の生活をしたい」というごく自然な当たり前の願いを引き裂いてしまう。この難しい疾患に対して最も重要であることは、治療に関わる専門家が協力してチーム医療を行うことにあると私は考えている。その協力体制が患者さんとご家族の支え、特に心のよりどころになることは、三谷さんの言葉を借りるまでもなく、明白である。

　医療の世界でも、症例報告のみでガイドラインに決められるような対応方法、すなわち標準治療にはなり得ない。しかし、そこをわきまえた上で、今回のようなリハビリテーションとペインクリニックのコラボレーションで、三谷さんが普通の生活を取り戻していることを多くの方々に知っていただくことは、同じ病で苦しむ人々にとって希望の光となり得ることを願っている。

これは寄稿ですから堅苦しいことばかり書いても疲れますので、最後にお二人についての勝手な私見を述べることをお許しいただければ幸いでございます。
　とても優秀で温厚な人柄の江草さん。外見はどこからみても日本人ですが、内面はリハビリテーションの勉学・修行に励んだ国、イタリア人であるとのこと。オフには pizza と vino rosso（イタリア赤ワイン）があればたまらないと話す、食文化は中枢から末梢までイタリアーノです。私の知識では、イタリアの男はマフラーの使い方がピカイチとのことなので、寒い時のマフラー姿に注目しています。絶対にかっこよく決めてくれている、イタリアーノの粋な姿を早く見たいものです。
　三谷さんから年賀状をいただきました。ご家族揃っての笑顔が決まっています。自然豊かで食べ物も美味しく、パワースポットにも恵まれているのに、どんどん人口が減っている我が島根県。この島根県にやってきて、明るく心優しいご主人と4人ものお子さん達とともに立派に健やかな家庭を築かれている三谷さん。その三谷さんに島根県民の1人として敬意を表するばかりでなく、笑顔と日常生活を取り戻した姿に私たち医療者も励まされ、癒されていることに心より感謝して、この拙文を終えさせていただきます。

参考文献

1) Perez RS, Zollinger PE, Dijkstra PU et al：CRPS I Task Force；Evidence based guidelines for complex regional pain syndrome type 1. BMC Neurol 2010；10:20.
2) van Eijs F, Geurts J, van Kleef M et al：Predictors of pain relieving response to sympathetic blockade in complex regional pain syndrome type 1. Anesthesiology 2012；116:113-121.
3) CRPS（complex regional pain syndrome）ペインクリニック治療指針　改定第4版．日本ペインクリニック学会治療指針検討委員会・編．真興交易（株）医書出版部，東京，2013年．

エピローグ

　昨年10月。「リハ卒業旅行」のつもりで参加した認知神経リハビリテーション学会のレセプション会場で、協同医書出版社の中村さんに「CRPSのリハビリテーションの記録を江草さんと共著で本にしませんか」と声をかけていただいてから、気がつけばほぼ1年が経っていました。
　お受けした当初は、私たちの歩みを文字に起こすだけのこと、と気軽に考えていた気がします。けれど、とりかかってみると、思いのほか大変な道のりでした。
　例えば、患者が「大丈夫です」とセラピストさんに言ったとします。
　きっとその中にはきっと何百通りもの意味がありうると感じています。
　でも「言ったこと」を文字に起こすとただ一つのものとなってしまいます。経験したことと文字が違う気がして、何度も何度も書き直しました。
　思えば、痛みを表わす方法が「言葉」しか無いが故の苦しさだったのかもしれません。

　「私の痛みは意味のないもの、痛いと言えば言うほど周囲は困惑し、自分は傷つくだけのもの、ただ生きるのに邪魔になるだけのもの」と感じて口を噤んでいた時。江草さんに出会い、問われて初めて「目を閉じると自分の左脚の輪郭が消えている」ことに気が付きました。
　思い返すと、このことをきっかけに、私は私に、私の痛みについて意味を見つけてあげられたのだと思います。
　専門的なことはよく分かりません。ただ、江草さんは私の意味不明な言葉…「目で見る足と目を閉じて感じる足が違う」「立つと骨しか感じられない」等…を手掛かりに、私の脳の中で変質してしまった何かを修正してくださったのだと感じています。

正しく感じられる事が増えるにしたがって、
得体のしれない痛みと動かしにくさは自然に消えてゆきました。

けれど、うまくゆくことばかりではありませんでした。
「良くなる希望を持つ」という言葉は、時に私の心に刃となって突き刺さりました。「治ることを目標にする」ということは私にとって「今の自分ではダメだ」と言われることと表裏一体だったからです。
やり場のない辛さをぶつけてしまった時に「わかるわかる、そうだよね」とうなずいてくれた、同じ病のブログ友達。「そのままのあなたでいいんだよ」というメッセージを言外に送り続けて下さった、ペインクリニック主治医中谷先生、リハビリテーション主治医酒井先生。治療を続けながらの勤務を暖かく見守って下さった職場の上司、同僚。そして大切な家族。
「希望」だけでなく「救い」となって支えてくれる人の存在があってこそ、ペイン・リハビリテーションを生き切ることが出来たのだと思います。本当にありがとうございました。

本文では触れませんでしたが、私はCRPS経過中に甲状腺がんが判明し、全摘手術・術後反回神経麻痺とそのリハビリ・放射線治療を経験しています。そこで経験した「ペイン」とCRPSで経験した「ペイン」とを思い返した時、一番の違いは「分かってもらえない」という辛さでした。
私の治療がうまく進んだのは、治療の方法はもちろんのこと、それ以上に「言葉でしか表せない身体の異変」に対して、患者の言葉とその背景にある想いに真摯に耳を傾け、信じ、本気で分かろうとしてくれる、分かってくれる。患者のせいにせず、共に苦しみ、向き合ってくれる…そんな医療者の姿があったからではないでしょうか。

周囲の何気ない言葉に傷つくことも多かった中、「私には分かってくれている人がいる」という思いは、この病を生きる上で大きな力となりました。

…リハビリを卒業してから半年以上が過ぎた 7 月の麻酔科受診時。
中谷先生から「三谷さんはまだ病と共にある、出来る事と出来ない事がある」という厳しくも暖かい言葉がありました。
闘病を終えたつもりになっていた私は、数年ぶりに悔しくて泣きました。

ペイン・リハビリテーションは卒業しました。
でも、私の人生も、江草さんの臨床も続いていきます。
だから「めでたし、めでたし」ではなく「ここから始まる」という想いで、この本を結びます。

三谷さんへ　　　　　　　　　　　　　　　　　　2013 年 9 月
こんばんは。今、神戸での講演を終えて帰るところなんですが、
三谷さんに伝えておきたい事がありました。
2 日目の僕の講義が終わった時に、ある受講生に呼び止められて、
CRPS の質問を受けました。
その方が担当されている方は、三谷さんのブログを見て認知神経リハを
知って、近くの病院を受診されたようです。
外来リハ開始から 1 年とちょっと、少しずつですが着実に良くなっていると。
三谷さんを担当していたのが僕だと役員に聞いたらしく、声をかけてくれました。
その先生が担当している患者さんと担当者さんが、ブログのおかげで認知神経リハを知る事ができて、とても感謝しているとの事でした。
色んな悩みもあったと思いますが、
ちゃんと実を結ぼうとしている方達も確かにいらっしゃいましたよ^_^
すごく沢山質問してくれたので、またさらに頑張ってくれるでしょう。
報告でした。

江草さんへ
メール読んでじーんとしました。とても嬉しいお知らせでした。
私の記録がきっかけで良くなっている患者さんがいらっしゃる事を知ると
何とも言えない、良かったなあ…という気持ちになります。
それが今の私のエネルギー、かな。

病を得たから見えてきたこと
この病があったからあった出会い
この病と共に生きたから感じることが出来た大切な想い…
…みんな、今の私の宝物です。

だけど、こんな病、経験したくなかった
…当たり前の生活を生きられていたらどんなに良かったか、と
思わずにはいられない日もあります

きっと私は「誰かのために」と言いながら、
「自分のために」綴っていたんですね
でも、それが確かに誰かの歩みに繋がったと知ることが出来ると、
自分の人生に「うん」と言ってもらえた気がして、救われるのかな

ありがとうございました　☆彡

三谷さんへ
おはようございます。
確かにバトンが次に渡っている事が実感できて良かったな、と
僕も思います。
「自分のため」で良いじゃないですか（^^）
そうやって三谷さんが元気になってくれれば
嬉しく思う人間がちゃんといますから。

…と言うわけで、今日も頑張りましょう。

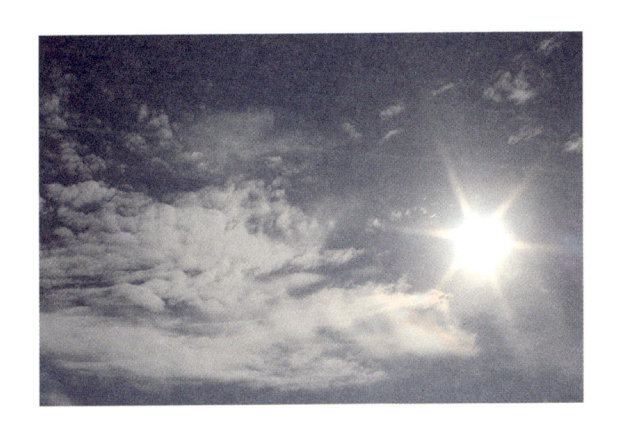

私より前にこの病を生きた患者さんが、私の歩む道を作ってくれたように。
私のささやかな歩みが、次の「誰か」の足元を照らす灯となりますように。

「意味のない痛みなんか、無い」
私の伝えたかったのは、この一言だけだったのかもしれないです
感謝を込めて…

2013年9月29日　三谷直子

江草 典政（えぐさ のりまさ）

1982年　岡山県に生まれる。
2005年　広島県立保健福祉大学（現；県立広島大学）保健福祉学部、理学療法学科卒業。
理学療法士として島根大学医学部附属病院リハビリテーション部に勤務。
2008年　島根大学大学院医学系研究科修士課程修了、修士（医科学）。
2012年　島根大学大学院医学系研究科博士課程修了、博士（医学）。
認定理学療法士（運動器）、日本認知神経リハビリテーション学会認知運動療法士、3学会合同呼吸療法認定士、心臓リハビリテーション指導士。
2013年より、島根大学医学部附属病院リハビリテーション部にて療法士長として勤務中。

三谷 直子（みたに なおこ）

1969年　東京都に生まれる。幼少期〜高校卒業まで兵庫県で育つ。
1992年　岡山大学教育学部、養護教諭養成課程卒業。
養護教諭一種免許、養護学校（現在の特別支援学校）教諭一種免許を取得。
島根県内の小学校養護教諭として勤務後、夫の転勤に伴って辞職。
専業主婦時代に保育士資格、メディカルクラーク資格を取得。
1男3女の子育てをしながら、臨時の任用教員や保育士等として勤務。
2008年　左足首の怪我からCRPS type 1を発症。その後、甲状腺がんも判明し、療養生活を送る。
2011年より、島根大学医学部事務補佐員。
治療と経過観察を続けながら、呼吸器外科ドクターズクラークとして勤務中。

［寄稿］中谷 俊彦（なかたに としひこ）　島根大学医学部附属病院緩和ケア講座、教授

ペイン・リハビリテーションを生きて

2013年11月22日　初版第1刷発行
　　定価はカバーに表示

著　者　　江草典政、三谷直子©
寄　稿　　中谷俊彦©

発行者　　木下　攝

印　刷　　横山印刷株式会社
製　本　　永瀬製本所
ＤＴＰ　　Kyodo-isho DTP Station

発行所　　株式会社 協同医書出版社
　　　　　〒113-0033　東京都文京区本郷3-21-10
　　　　　電話03-3818-2361　ファックス03-3818-2368
　　　　　郵便振替00160-1-148631
　　　　　http://www.kyodo-isho.co.jp/　E-mail：kyodo-ed@fd5.so-net.ne.jp
　　　　　ISBN978-4-7639-1071-4

JCOPY 〈（社）出版者著作権管理機構 委託出版物〉
本書の無断複写は著作権法上での例外を除き禁じられています。複写される場合は、そのつど事前に、（社）出版者著作権管理機構（電話03-3513-6969, FAX 03-3513-6979, e-mail：info@jcopy.or.jp）の許諾を得てください。
本書を無断で複製する行為（コピー、スキャン、デジタルデータ化など）は、「私的使用のための複製」など著作権法上の限られた例外を除き禁じられています。大学、病院、企業などにおいて、業務上使用する目的（診療、研究活動を含む）で上記の行為を行うことは、その使用範囲が内部的であっても、私的使用には該当せず、違法です。また私的使用に該当する場合であっても、代行業者等の第三者に依頼して上記の行為を行うことは違法となります。